Die experimentelle

Syphilisforschung

nach ihrem gegenwärtigen Stande.

Von

Dr. A. Neisser

Geh. Medizinalrat, a. o. Professor an der Universität Breslau.

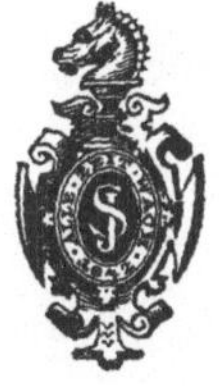

Springer-Verlag Berlin Heidelberg GmbH 1906

Sonderabdruck
aus den
Verhandlungen der Deutschen Dermatologischen Gesellschaft.

Neunter Kongreß in Bern.

ISBN 978-3-662-32415-8   ISBN 978-3-662-33242-9 (eBook)
DOI 10.1007/978-3-662-33242-9

Inhaltsübersicht.

Die Untersuchungen, über die ich auf den nachfolgenden
Seiten berichte, sind teils in Batavia in Gemeinschaft mit den
Herren Privatdozent Dr. **Baermann,** Dr. **Halberstädter** und Dr.
Siebert, teils in Breslau in Gemeinschaft mit den Herren Dr.
C. Bruck und Dr. **Schucht** und Frl. **Margarethe Stern** angestellt
worden. Allen diesen Mitarbeitern bin ich für ihre zuverlässige
und opferwillige Tätigkeit zu allergrößtem Dank verpflichtet.
Namentlich die in Batavia von mir im November 1905 zurück-
gelassenen Kollegen Baermann und Halberstädter — welch
ersterer im Mai 1906 durch Kollegen Siebert ersetzt wurde —
haben, wie alle, die die Tropen kennen, bestätigen werden, eine
nicht genug anzuerkennende Arbeit geleistet, eine Arbeit, welche
bei weitem größer ist, als es nach den erzielten Resultaten scheinen mag.

Niemand wird leugnen, daß die klinische Erkenntnis
der Syphilis, namentlich mit Bezug auf die Rolle, welche sie als
ätiologisches Moment für die Entstehung aller möglichen Organerkrankungen und allgemeinen Entwicklungsstörungen spielt, gerade in den letzten zwei Jahrzehnten durch genaueste klinische
und statistische Bearbeitung wichtige Fortschritte gemacht hat.

Auch die Behandlung der Syphilis hat durch die Ausbildung neuer wertvoller Behandlungsmethoden, namentlich aber
mit der Einführung der chronisch-intermittierenden Therapie,
wobei wir uns nicht mehr mit symptomatischer Behandlung begnügen, sondern eine ätiologische Therapie mit möglichster Vernichtung des Giftes im Körper und damit wirkliche Heilung der
Gesamtkrankheit anstreben, neue und nach meiner Überzeugung
ungemein segensreiche Bahnen eingeschlagen.

Aber trotz alledem wird sich niemand der Tatsache
verschließen können, daß die ganze Syphilisforschung
auf einem toten Punkt angekommen war.

1

Denn für das weitere Studium der Krankheit fehlte gerade das, was bei der Erforschung aller übrigen Infektionskrankheiten sich so überaus förderlich und nutzbringend erwiesen hatte:

1. die Möglichkeit, die vielen Rätsel der Pathologie durch Tierversuche zu lösen, weil es anscheinend geeignete, für die Syphilis empfängliche Tiere nicht gab, und

2. die Kenntnis der Syphiliserreger.

Bei der Syphilis mußten wir uns aber, da auch die Methoden der pathologischen Histologie, wie der sorgfältigsten cytologischen Untersuchung des Blutes in diagnòstischer Beziehung fast ganz versagten, gänzlich mit der rein klinischen Untersuchungs- und Arbeitsmethode behelfen. Und wer weiß nicht, wie unzulänglich dieselbe war und ist, wenn wir auch in den allermeisten Krankheitsfällen, in denen überhaupt Symptome sich einstellten, zu einer mehr oder weniger sicheren Diagnose gelangen konnten.

Aber oft genug versagte diese unsere Diagnostik: z. B. bei atypischen Initialformen, bei weniger ausgeprägten Haut- und Schleimhauteruptionen, bei vielen viszeralen, zerebralen usw. Erkrankungen, und sehr häufig waren wir auf das — im Interesse der Kranken unentbehrliche, aber oft sehr unerfreuliche — therapeutische Experiment angewiesen. Ganz hilflos aber, ganz auf Vermutungen und statistische Wahrscheinlichkeitsberechnungen angewiesen waren wir, wenn im einzelnen Falle beim Fehlen von deutlichen Symptomen oder bei unklarer Anamnese sich die Frage erhob: liegt überhaupt Syphilis vor? oder: liegt noch Syphilis vor?

Jeder Arzt kennt diese für ihn wie für den Patienten gleich schwierige Situation, wenn von der Entscheidung dieser Frage die allerwichtigsten Entschlüsse für die ganze Lebensgestaltung (Ehe!) abhängig gemacht werden sollen. Auch alle therapeutischen Fragen knüpfen sich an die Lösung dieses Problems.

Ferner: Wir wissen zwar, daß jede Syphilis konstitutionell wird, aber nichts darüber: zu welchem Zeitpunkt die Parasitenwanderung beginnt. Ob sofort nach der Infektion oder erst längere Zeit nachher? wie lange Zeit nach der Infektion hat man also noch Aussicht, durch lokale Behandlung der Infektionsstelle (Exzision u. dgl.) zu Parasitenvernichtung an der Impfstelle und damit zu vollkommener Beseitigung der Krankheit?

Ferner: Wo bleibt das Virus in den latenten symptomfreien Zeiten? Vielleicht in Organen, die der diagnostischen Untersuchung und der Therapie zugänglich sind?

Ferner: Es ist zwar eine allgemeine Annahme, daß es eine durch Überstehen der Syphiliskrankheit geschaffene Immunität, welche den Körper auch gegen Neuinfektion schütze, gäbe; aber niemand weiß etwas sicheres über all diese Verhältnisse, die jedenfalls von den bei anderen Infektionskrankheiten vorhandenen abweichen. Als Anzeichen der Immunität sehen wir die Seltenheit von Reinfektionen an. Ob dieser Zustand aber wirklich auf einer „Immunität" mit absolutem Freisein des Körpers von Parasiten beruhe oder ob es der Ausdruck der immer noch irgendwo lokalisierten wenn auch latenten Parasiten sei, ist eine gänzlich offene Frage.

Und ebenso ist es vor der Hand eine reine Hypothese, daß der syphilitische Organismus Schutzstoffe produziere, durch deren Übergang in andere Körper, z. B. beim intrauterinen Übergang vom Kind auf die Mutter (beim Collesschen „Gesetz") Immunität entstehe oder durch deren absichtliche Einverleibung man Immunität erzeugen könne; und so ist man gar nicht in der Lage, alle diese jetzt die ganze Medizin beherrschenden und fruchtbringenden Ideen auf ihre Richtigkeit zu prüfen und zu praktischer Verwertbarkeit auszugestalten.

Jeder von uns ist überzeugt, daß das Quecksilber geradezu ein spezifisches Heilmittel bei der Syphilis darstelle. Aber weder über die Art der Wirkungsweise, noch über die Wirksamkeit der einzelnen Einverleibungsmethoden weiß man etwas Sicheres. Rein auf naturgemäß unsicheren statistischen Grundlagen und auf theoretischen Erwägungen sind unsere Heilprinzipien aufgebaut. — Und was für das Quecksilber gilt, gilt nicht minder für die Jodpräparate.

So war die Situation bis vor wenigen Jahren für uns Ärzte und damit für alle gewissenhaften Patienten eine äußerst schwierige, und keine Aussicht war vorhanden, aus derselben herauszukommen.

Da kam **1903** die Entdeckung von **Metschnikoff und Roux,** daß Affen für Syphilis empfänglich seien, und **1905** wurde durch die Entdeckung des der Wissenschaft so jäh und grausam entrissenen **Schaudinn** in der „**Spirochaeta pallida**" der nach meiner

Überzeugung sichere Syphiliserreger gefunden, und so sind endlich uns die so lange und heiß ersehnten Arbeitsmethoden gegeben, und die Möglichkeit, die vielen tagtäglich schmerzlich empfundenen Lücken unserer Diagnostik und Therapie auszufüllen, erschlossen. Ein Blick auf die Arbeiten, welche in ungeheuerer Zahl sich mit den Spirochäten und auch der experimentellen Affensyphilis beschäftigen, lehrt, wie wichtig die nun der Erledigung harrenden Fragen sind. Natürlich haben wir bis jetzt erst die ersten Schritte auf dem weiten und schwierigen Wege, den wir zurückzulegen haben, gemacht. Aber ich glaube, wir dürfen vertrauensvoll der weiteren Entwicklung dieser Forschungen entgegen sehen, denn unsere Arbeit hat schon jetzt nicht unbedeutende Fortschritte angebahnt.

Was die „Syphilisspirochäten" anlangt, so ist es heute nicht meine Sache, diese Frage zu besprechen. Meiner Überzeugung, daß die Schaudinnschen Spirochäten die Erreger der Syphilis sind, habe ich bereits Ausdruck gegeben und ich will hinzufügen, daß die neuesten Publikationen von W. Schulze und Saling, welche die Spirochäten als ein durch die Anwendung der Silbermethode erzeugtes Kunstprodukt hinstellen und demgemäß von einer „Silberspirochäte" sprechen, an dieser meiner Überzeugung nichts ändern können. (Siehe auch Blaschko (2), Levaditi.) Gewiß zeigen sich bei Anwendung der Bertarelli und Levaditischen Methode braun und schwarz gefärbte, mehr oder weniger gerade und gewundene Fäden und Linien, die von Zollkonturen, Gewebsfasern, Nervenfäden u. dgl. herrühren; aber wie man diese Gebilde mit Spirochäten verwechseln soll, ist mir unverständlich. Diese Formen sind jedem von uns sicherlich längst bekannt; gewiß haben sie bei Gewebsuntersuchungen bisweilen dazu geführt, von einer präzisen Diagnose Abstand zu nehmen. Aber wegen dieser hin und wieder ähnlichen Formen die Existenz der „Spirochäten" leugnen zu wollen, ist mir wenigstens nie in den Sinn gekommen. Man hätte doch die „Silberspirochäten" auch bei nicht-syphilitischen Föten finden müssen. Das ist aber nicht der Fall!

Natürlich sind noch viele Aufgaben auf parasitologischem Gebiet zu lösen.

Das ganze Gebiet der Pathologie der Syphilis ist neu zu bearbeiten; überall sind die Beziehungen zwischen den von uns als Syphilissymptome anerkannten Produkten des Syphilisgiftes und den von uns als Syphiliserreger anerkannten Spirochäten zu klären.

Es sind festzustellen die Lagerungs- und Aufenthaltsstätten der Parasiten in den einzelnen Gewebssystemen: Blutgefäße, Lymphbahnen, Bindegewebe, Nerven, ihre Beziehungen zu den Epithel- und Parenchymzellen mit spezieller Berücksichtigung etwaiger intra- und extrazellulärer Lagerung, sowie zu den verschiedenen Leuko- und Lymphocytenformen, alles mit Berücksichtigung der verschiedenen Entwicklungsstadien des einzelnen spezifischen Neoplasmas in den verschiedenen Perioden der Krankheit. Dazu treten die Fragen, welche Wege benützen die Spirochäten bei ihren Wanderungen durch den Körper? Sind es bestimmte Organe und bestimmte Zellen, in welchen die Spirochäten aufgehalten und vielleicht vernichtet werden?

Bestehen bestimmte Lokalisationen der Spirochäten (z. B. in den Gefäßen oder in den Nerven) in Beziehung zu speziellen Nachkrankheiten?

Es ist allerdings festzuhalten, daß z u r z e i t bei diesen Studien nicht nur die allgemeinpathologischen und pathologisch-histologischen Fragen von Interesse sind, sondern vor der Hand immer auch noch die Frage: s i n d d i e S p i r o c h ä t e n w i r k l i c h auch d i e s p e z i f i s c h e n E r r e g e r d e r S y p h i l i s? Denn so lange wir nicht in der Lage sind, Reinkulturen der Parasiten herzustellen und mit ihnen im Tierexperiment sichere Syphilis zu erzeugen, liegt der Beweis, daß die S c h a u d i n n schen Spirochäten die Ursache der Syphilis seien, wesentlich in dem Nachweis der K o n s t a n z ihres Vorkommens bei allem, was zur Syphilis gehört und in dem Nachweis ihres a u s s c h l i e ß l i c h e n Vorkommens nur bei Syphilis. M e i n e s E r a c h t e n s i s t d i e s e r B e w e i s a l l e r - d i n g s s c h o n g e n ü g e n d e r b r a c h t!

Wenn in den ersten Wochen und Monaten abweichende Befunde publiziert wurden, sei es, daß Spirochäten trotz sicherer Syphilis nicht gefunden wurden oder auch bei Nicht-Syphilis vorkommen sollten, so hat sich seit Einführung verbesserter Färbemethoden — namentlich für die im Gewebe liegenden Spirochäten durch L e v a d i t i — die Situation gänzlich geändert und geklärt. Ü b e r a l l b e i a k q u i r i e r t e r w i e b e i h e r e d i t ä r e r S y p h i l i s, in p r i m ä r e n, s e k u n d ä r e n und t e r t i ä r e n F o r m e n d e r

allerverschiedensten Organe, in den verschiedensten
Perioden der Krankheit sind die Spirochäten nachgewiesen. Und wo sie durch die Untersuchung nicht aufgedeckt
werden konnten, haben wir auch den Grund in der — nach unseren
klinischen Erfahrungen verständlichen — minimalen Quantität
in den betreffenden Syphilisformen kennen gelernt. Ganz wie der
Lupus Tuberkelbazillen in so spärlicher Zahl enthält, daß der
mikroskopische Nachweis der Bazillen nur in den seltensten Fällen
gelingt, so finden sich auch in den tertiären Syphilisformen die
Spirochäten so spärlich, daß es größter Geduld bedarf, um ihre
Anwesenheit zu demonstrieren. Tatsächlich ist dies aber Schaudinn, Doutrelepont und Grouven, Tomasczewski, Reuter, Benda u. a. schon gelungen, und sicherlich werden weitere
Bestätigungen um so eher nachfolgen, je mehr die Beziehungen
der Spirochäten zu den Entwicklungsstadien der pathologischen
Neubildungen sich klären werden.

Übrigens weisen alle diese Tatsachen und Erwägungen auf
die große Bedeutung des Tierversuches hin. Da bei demselben eine viel größere Materialmasse der Prüfung unterworfen
wird und die Untersuchungsmethode viel weniger von den sub-
jektiven Untersuchungsfähigkeiten des einzelnen Forschers abhängig ist, so arbeitet das Tierexperiment im großen ganzen viel
sicherer, als die auf mikroskopischer Durchsuchung basierende
Forschungsmethode. In der Tat war es ja auch der positive
Ausfall der Impfversuche bei tertiärer Syphilis, der die Mikro-
skopiker zu immer erneutem und geduldigem Spirochätensuchen
zwang, weil sie sich sagten: wo virulentes Material vorliegt, müssen
auch Spirochäten da sein. Bei positivem Ausfall erweist das
Experiment nicht nur die Tatsache der Virusanwesenheit, sondern es stellt uns zu gleicher Zeit vor die wissenschaftliche Aufgabe, die Ursache des spärlichen Spirochäten-
vorkommens zu erklären.

Es ist ja denkbar, daß in virulentem Material Spirochäten
ganz fehlen, und daß es im Entwicklungsgang der Parasiten
Stadien gibt, die wir vor der Hand nicht kennen und die vielleicht dem mikroskopischen Nachweis sich überhaupt entziehen.
Wir werden so auf Studien über den Entwicklungsgang der Spirochäten hingewiesen, die dann wohl auch zu einer sicheren Erkenntnis, welcher Organismenklasse: Bakterien oder Protozoen?

die Spirochäten angehören, führen werden. Dadurch wieder öffnen sich uns für die Syphiliserforschung Analogieschlüsse, und neue Fragestellungen, indem wir alle die Erfahrungen, über welche wir bereits bei den dieser ganzen Parasitengruppe angehörigen Krankheiten verfügen, für die Syphilisforschung verwerten können.

Alle die ebengenannten Fragen könnten wir in ganz anderer Weise in Angriff nehmen, wenn wir in der Lage wären, Spirochätenkulturen herzustellen. Aber auch viele Fragen der Diagnostik (durch kulturellen Nachweis der Spirochäten, durch Herauszüchten aus verdächtigen Geweben oder durch eine der Widalschen Typhusreaktion analoge Methode), der Therapie (durch Feststellung der geeignetsten Abtötungsmittel), der Immunisierung usw. würden, wenn wir mit und an Kulturen arbeiten könnten, der Lösung näher gerückt werden. Schließlich würden wir in die Lage versetzt sein, stets mit einem reichlichen Impfmaterial, vielleicht von gekanntem und stets gleichem Virulenzgrad, und unabhängig von Syphiliskranken, die uns nicht überall und jederzeit zur Verfügung stehen, bei all unseren Tier- usw. Experimenten arbeiten zu können.

Leider sind alle von anderen und uns angestellten diesbezüglichen Experimente bisher resultatlos geblieben, welchen Weg des Kultivierens oder „Anreicherns" wir auch eingeschlagen haben.

Die Schaudinnsche Entdeckung und die immer mehr sich bahnbrechende Überzeugung, daß die Spirochäten die wirklichen Erreger der Syphilis sind, hat aber der Syphilisforschung noch einen anderen, vor der Hand in seiner Tragweite noch gar nicht übersehbaren Dienst geleistet.

Es ist bekannt, daß seit jeher von den allerverschiedensten Seiten Versuche, die Syphilis auf alle möglichen Tiere zu übertragen, gemacht worden sind. Keiner dieser Versuche hat sich Anerkennung verschaffen können, weil keine Möglichkeit vorlag, den spezifisch-syphilitischen Charakter der bei den Tieren erzeugten Affektionen mit Sicherheit zu erweisen. Man konnte weder durch Impfung auf Menschen — nach früherer Anschauung das einzige für Syphilis sicher empfängliche Wesen — noch durch den Nachweis der Krankheitserreger feststellen, ob die Tierkrankheit tatsächlich als echte Syphilis aufzufassen sei. So blieben alle früheren Affenversuche und noch mehr natürlich Experimente an anderen Tierarten, ja selbst so bemerkenswerte Versuche, wie die von Paul Hänsell an Kaninchen gemachten, unbeachtet. Auch ich selbst, der ich diese Arbeit genauestens kannte und besonders zu berücksichtigen müssen glaubte [siehe Neisser (6)], habe die großeBedeutung derselben doch nicht genügend gewürdigt. Ich kann es mir nicht versagen, Hänsells Arbeit hier kurz wiederzugeben.

Hänsell machte folgende sechs Experimente: Der dünnflüssige eiterige Inhalt eines noch intakten Gummiknotens wurde vermittelst einer Pravazschen Spritze einem Kaninchen in die vordere Augenkammer beider Augen, einem zweiten in die vordere Kammer und in das Parenchym des Hornhautzentrums geimpft. Der Impfstoff bestand aus viel Flüssigkeit und wenig Eiterkörperchen. Das erste Tier starb schnell.

Beim zweiten Tier war der Impfstoff am vierten Tage resorbiert und die Augen blieben bis zum 25. Tage normal; dann erst bildete sich eine Iritis mit Trübung des Kammerwassers und Ciliarinjektion. Am neunten Tage nach Beginn der Iritis entstanden vier kleine grau-rötliche Knötchen, die dann wochenlang die Größe eines Gerstenkorns behielten. Allmählich bildete sich eine Gefäßwucherung, die im dritten Monat nach der Impfung die Knötchen durch einen nach und nach vom Rande zum Zentrum fortschreitenden Pannus der Beobachtung entzog. Der Randteil der Cornea und die anstoßenden Teile der Konjunktiva und Sklera wurden in vier Monaten nach der Impfung von mehreren ziemlich großen gelblichen vaskularisierten Knoten hervorgetrieben, die Hänsell als vom Ciliarkörper ausgehende gummöse Geschwülste auf Grund anatomischer Veränderungen auffaßte.

Am anderen Auge, an welchem der Impfstoff in das Parenchym Cornea gespritzt worden war, entwickelten sich erst sechs Wochen nachher, nachdem auch der Impfstoff bis auf eine leichte Trübung resorbiert worden war, sehr langsam mehrere kleine Knötchen, welche auch von einem sehr feinen dichten Netz von Gefäßen überzogen war.

So blieben beide Augen bis zu dem im sechsten Monat nach der Impfung unter beträchtlicher Abmagerung des Tieres erfolgten Tode desselben. Am übrigen Körper des Tieres konnte, mit Ausnahme von kleinen, erbsengroßen Verhärtungen in der Bauchhaut und der Leber, während des Lebens keine auf Syphilis hinweisenden Veränderungen nachgewiesen werden. Bei der Sektion aber fanden sich die Lunge und die Leber durchsetzt von kleinen ziemlich harten Knoten, die aus Rundzellen, größeren mehrkernigen epitheioiden Zellen und spärlichen Riesenzellen aufgebaut waren.

Ein drittes Kaninchen wurde mit den Produkten der Impfsyphilis in die vordere Augenkammer geimpft und bot in derselben chronologischen Reihenfolge wie Kaninchen II die gleichen Erscheinungen an der Iris dar. Ebenso ergab die Sektion die gleichen makroskopischen wie mikroskopischen Befunde.

Kaninchen IV und V wurden mit Teilen von Plaques muqueuses geimpft. Bei allen vier Augen entstanden sehr heftige Entzündungserscheinungen, welche bei zweien eine klinische Beobachtung der Iris vollständig unmöglich machten; jedoch die mikroskopische Untersuchung post mortem ergab die oben beschriebenen Knötchen in der Iris. An den beiden anderen Augen gingen die Entzündungserscheinungen nach zehn Tagen vollständig zurück, so daß die vordere Fläche der Iris wieder beobachtet werden konnte. Da, am 31. Tage nach der Impfung stellten sich wiederum alle Symptome einer Iritis ein; nach weiteren zehn Tagen konnte man an der unteren Hälfte drei bis vier kleine vaskularisierte Knötchen nachweisen, die bis zu der nach drei Monaten vorgenommenen Tötung des Tieres bestehen blieben. Bei der Sektion fanden sich in der Leber einige erbsengroße Knötchen von demselben histologischen Aufbau, wie er oben geschildert worden ist.

Das VI. Tier wurde mit Stückchen einer noch nicht ulzerierten Sklerose in die vordere Augenkammer geimpft. Nach 32 Tagen entwickelten sich, wie bei einer Iritis syphilitica des Menschen, Reiz- und Entzündungserscheinungen, die vier Wochen lang bestehen blieben. Am Anfang des dritten Monats nach der Impfung traten neue kleine erhabene vaskularisierte Prozesse auf.

Wir haben es also mit durch Syphilismaterial, und zwar sowohl sekundärem wie tertiärem, erzeugten Prozessen zu tun, die erst nach längerer Inkubationszeit sich entwickelten, histologisch den Eindruck syphilitischer Prozesse machten und in einem Falle von Tier zu Tier weiter verimpfbar waren. Ob die bei den Sektionen beobachteten Neubildungsprozesse in Lunge und Leber Zeichen von allgemeiner Syphilis waren, ist mit Sicherheit nicht festzustellen. Daß aber H.'s Augen-Versuche wirklich gelungne Syphilis-Übertragungsversuche waren, wird wohl heute niemand bezweifeln.

Den endgiltigen Beweis, daß Kaninchen für Syphilis empfänglich sind, hat Bertarelli erbracht

Bertarelli brachte feinst-zerkleinertes Material aus einem Primäraffekt ins Cornealgewebe und in die vordere Kammer eines Kaninchens ein. Das eine Auge blieb gesund, das andere zeigte jedoch ca. 14 Tage nach der Impfung entzündliche Hornhautveränderungen. Wenige Tage darauf zeigte sich im Zentrum der Hornhaut eine stark hervorragende unregelmäßige Proliferation, und mikroskopisch fanden sich in der ganzen Zone der verletzten Hornhaut und auch außerhalb derselben Myriaden von Spirochäten, die alle Merkmale der Spirochaeta pallida besaßen. Daneben bestanden starke lymphocytäre Infiltrationen.

Ähnliche Resultate hatten Greeff und Clausen und wir selbst, während Scherber zwar typische Keratitis parenchymatosa erzeugen konnten, im Nachweis der Spirochäten aber weniger glücklich war. Auch unter den von Walter Schulze gemachten Versuchen sind sicherlich manche, die als gelungene Syphilisübertragungen aufs Kaninchenauge anzusehen sind, wenn ich auch seinen „Cytorrhyctes"-Befunden keinerlei Bedeutung zumessen kann.

Die an meiner Klinik von Schucht gemachten Versuche betrafen 51 Augen bei 26 Kaninchen.

Zwei Augen gingen infolge von Panophthalmie bald nach der Impfung verloren.

Von den so restierenden 49 Augen waren positiv in klinischem Sinne: 16 Augen (+ 1 zweifelhaftes + 1 beginnendes) bei 10 (bzw. 11) Kaninchen.

Dem klinischen Bilde nach wurden beobachtet

1. Keratitis parenchymatosa an 11 Augen bei 7 Kaninchen (+ 1 beginnende).

2. Iritis condylomatosa an 5 Augen bei 3 Kaninchen (und ein Auge fraglich).

Die Inkubationsdauer bis zum Eintritt der ersten sicher zu deutenden Veränderungen betrug für

1. Keratitis parenchymatosa 19—43 Tage (Durchschnitt 30 Tage).

2. Iritis condylomatosa 11—23 Tage (Durchschnitt 16 Tage).

Affenimpfungen mit den erkrankten Kaninchenaugen wurden vorgenommen:

1. Am 22. IX. Iris von Kaninchen 25 auf Affe 208. Bis 11. X. keinerlei Erscheinung. Dann beiderseits Rötung und Schuppung mit allmähhlich sich entwifkelnden erbsengroßem Infiltrat, Dasselbe bleibt unverändert bis zum 23. X. Seitdem Zurückgehen der Erscheinungen.

2. Am 8. X. Auge von Kaninchen 21 (außer Cornea und Iris) auf Affe 218. Die histologische Untersuchung der Cornea ergibt auf Flachschnitten „Myriaden" von Spirochäten. In der Iris keine Spirochäten.

3. Ein Auge mit Iritis condylomatosa wurde am 14. Tage nach der Impfung enukleiert, die Iris teils auf zwei Affen verimpft, teils auf Spirochäten untersucht. Beides negativ.

4. Das linke Auge von Kaninchen 22 mit Keratit. parenchymatos (geimpft am 31. VIII.) wird am 24. X. enukleiert. Die Cornea wird auf Affe 224 verimpft. Ein Teil der Cornea wird zerquetscht und auf dem Objektträger verrieben: es finden sich bei Giemsa-Färbung ziemlich reichlich Spirochäten im Trockenpräparat.

Zwei Augen mit Keratitis parenchym. wurden am 48. bzw. 37. Tage nach der Impfung enukleiert und auf Spirochäten untersucht; Befund negativ (Querschnitte).

Vier Augen wurden erst nach dem am 60. Tage nach der Impfung in einem, am 54. Tage in drei Fällen erfolgten Tode auf Spirochäten untersucht; Befund negativ.

Rückbildung der Keratitis parenchym. wurde beobachtet in einem Falle im Verlauf von vier Wochen. Rückbildung der Iritis condylomatosa in einem Falle innerhalb sieben Tagen.

In den inneren Organen der gestorbenen bzw. getöteten „positiven" Tiere waren niemals Knötchen oder dergleichen zu finden.

Auch Siegel hatte bekanntlich die Behauptung, daß Kaninchen für Syphilis ganz besonders empfängliche Tiere darstellten, aufgestellt. Uns ist es aber bei den in Batavia und in Breslau angestellten Versuchen nur einmal gelungen, einen anscheinend für Siegel sprechenden Befund zu machen. Die Kaninchen wurden subkutan mit Syphilismaterial behandelt — ein Modus, der bei Affen bekanntlich nie zur Infektion führt — und dann die Leber, die Niere dieser Tiere teils kutan, teils subkutan auf Affen übertragen. Die Organe der subkutan behandelten Affen wurden dann später wieder auf andere Affen kutan übertragen.

Einmal, wie gesagt, fand sich an einem mit Kaninchenniere geimpften Affen eine umschriebene „Induration" in der Mitte leicht erodiert, welche klinisch durchaus einem syphilitischen Primäraffekt ähnelte. Die Inkubationszeit betrug 30 Tage. Die Weiterverimpfung des „Primäraffekts" und der inneren Organe auf Affen ist noch im Gange.

Die Untersuchung der Extrakte und des Blutes auf spezifische Stoffe (Antigene) fiel negativ aus.

Welche Bedeutung hat nun die experimentelle Syphilisforschung an Affen für unsere Aufgabe, die menschliche Syphilis besser zu erkennen, unsere diagnostischen Kenntnisse zu erweitern, unsere Therapie auf eine gesicherte Basis zu stellen und wenn irgend möglich eine Schutzimpfung zu finden?

Hierbei ist erst die Vorfrage zu erledigen: **sind denn die Affen wirklich die so lange gesuchten, für Syphilisforschungen geeigneten Experimentiertiere?** Ist die bei ihnen erzeugte Krankheit echte Syphilis und ist sie mit der menschlichen Syphilis so verwandt, daß wir an der an Affen erzeugten Krankheit Schlüsse für die menschliche Pathologie und Therapie ziehen können?

Was die Verwendbarkeit der Affen für Versuche anbetrifft, so wissen wir

1. daß sämtliche echten Affen für Syphilisgift empfänglich sind. Es liegen bisher Versuche

A. an anthropomorphen Affen: Schimpansen, Hylobates (Gibbons), Orang-Utans,

B. an Semnopitheken, Cerkopitheken, Cynocephalen und Makaken der verschiedensten Art.

Alle diese Arten bekommen entsprechend dem beim Menschen beobachteten Verlauf nach einer durchschnittlich drei- bis vierwöchentlichen Inkubationszeit, die aber, ganz wie beim Menschen, unter Umständen sich auf 50 und 60 Tage ausdehnen und auf 12 Tage beschränken kann, Affektionen an der Impfstelle, welche nach Verlauf, Aussehen und histologischen Bau durchaus dem entsprechen, was wir beim Menschen als typische Initialsklerose bezeichnen. Daß diese Affektionen wirkliche Primäraffekte sind, geht ferner daraus hervor:

a) daß von solchen Affektionen vorgenommene Weiterimpfungen auf neue Tiere immer wieder typische, einen identischen Verlauf zeigende Affektionen erzeugen.

b) daß solche Primäraffekte in gleicher Weise sich entwickeln, mit was für Syphilismaterial die Impfung auch vorgenommen wird, während mit nicht-syphilitischem Neubildungen u. dgl. nie solche Prozesse zu erzeugen sind, sei es, daß sie gar kein Resultat ergeben oder entsprechend dem Impfmaterial (z. B. Tuberkulose, Ulcus molle) differente Produkte zeitigen.

Ich erwähne hier besonders die Impfungen mit primärer, sekundärer, tertiärer Syphilis, mit Blut und Sperma von Syphilitischen, mit primären und sekundären Drüsen, mit Organen, Blut und Coryzasekret von kongenital-syphilitischen Kindern, mit primären und sekundären Erscheinungen, mit Milz, Knochenmark, Hoden und allgemeinen Drüsen von Affen.

Ein durchgreifender Unterschied zwischen den erzeugten Primäraffekten je nach der Art des verwendeten Impfmateriales besteht nicht. Was für ein Material (und eine Affenart) man auch verwendet, bei allen findet man bald die allerhochgradigst entwickelten, bald nur wenig charakteristisch ausgebildeten Primäraffekte, so daß — in letzterem Falle — Abimpfungen auf andere Tiere oder Reinokulationen oder Spirochätensuchen vorgenommen werden müssen, um die Diagnose: Primäraffekt zu sichern.

Schwankend ist allerdings die Inkubationszeit, wobei von vornherein zu berücksichtigen ist, daß deren Berechnung wirklich exakt gar nicht vorgenommen werden kann. Wir hielten es daher für praktischer, zur Vergleichung der Impfprodukt-Entwicklung den Zeitpunkt, in dem eine typische Entwicklung bereits vorliegt, wählen zu sollen, während Finger - Landsteiner den ersten Beginn der Sklerosierung zum Maßstab nahmen.

Das Schwanken der Inkubationszeit aber glauben wir nicht auf Qualitätsdifferenzen des Virus, nicht auf Virulenzschwankungen beziehen zu dürfen, sondern mehr auf einen Wechsel der Quantität der gerade im Impfmaterial vorhandenen Parasiten. Sehr oft findet man bei Verwendung desselben Impfmaterials sehr große Schwankungen in der Inkubationszeit. Auch besteht z. B. keine gesetzmäßige Differenz zwischen Inkubationszeiten bei Impfungen mit Menschensyphilis einerseits, mit Affensyphilis andererseits. Auch innerhalb der beiden Primäraffektkategorien finden sich die weitgehendsten Schwankungen. Eine exakte Beweisführung für diese unsere Annahme läßt sich freilich nicht erbringen. Es liegen sogar Versuche vor, welche eher für Virulenzdifferenzen sprechen, wie die nachstehende Zusammenstellung (Tab. I) lehrt.

Ich betone diese Verhältnisse absichtlich so stark, und immer wieder von neuem, weil ich es für ungerechtfertigt halten muß, aus dem Verhalten der primären Erscheinungen bei unseren Impftieren irgend einen bindenden Schluß auf den Virulenzgrad des Impfmaterials oder auf eine etwa erzielte Resistenzänderung des Tieres gegenüber dem Virus zu ziehen. Nicht wie die primären Erscheinungen beschaffen sind, sondern ob sich eine allgemein-konstitutionelle Erkrankung entwickelt und wie sie verläuft, ist bei unseren Experimenten von entscheidender Bedeutung. Verhält es sich doch bei der menschlichen Syphilis ganz ebenso! Auch hier wissen wir aus tausendfacher Erfahrung, daß weder die Art, noch der Verlauf der primären und sekundären Prozesse

Tabelle I.

Versuchstier Nr.	Impfung links mit	Inkubat. Tage	Impfung rechts mit	Inkubat. Tage	Bemerkungen
M. niger 73	P. A. Gibbon 52	37	P. A. M. cyn. 68	37	
„ „ 74	P. A. Mensch	35	„ „ „ „ 68	48	
„ cyn. 81	„ „ „	45	P. A. Gibbon 42	negativ	
„ „ 1250	P. A. M. cyn. 805	42	P. A. Orang 1105	42	M. cyn. 805 wurde mit menschlichen P. A. geimpft.
„ „ 1251	„ „ „ „ 805	42	„ „ „ 1105	42	Orang 1105 wurde wie folgt geimpft:
„ „ 1252	„ „ „ „ 805	36	„ „ „ 1105	36	Mensch auf Gibbon 42,
					Genitalpapel von Gibbon 42 auf M. cyn. 155,
					P. A. von M. cyn. 155 auf M. cyn. 238,
					Knochenmark von M. cyn. 238 auf Orang 1105.
„ „ 1301	P. A. Mensch	50 etwas infiltr.	P. A. M. cyn. 1193	50 großer P.A., sehr entwickelt.	Mac. cyn. 1193 wurde folgendermaßen geimpft: Mensch auf Orang 150,
					P. A. Orang 150 auf M. cyn. 445,
„ „ 1302	„ „ „	58	„ „ „ „ 1193	negativ	Organe M. cyn. 445 auf M. cyn. 1193.
„ „ 1303	„ „ „	43	„ „ „ „ 1193	43	
„ „ 1304	„ „ „	43	„ „ „ „ 1193	43	
„ „ 1305	„ „ „	58	„ „ „ „ 986	58	M. cyn. 986 wurde mit menschlichen P. A. geimpft.
„ „ 1306	„ „ „	58	„ „ „ „ 986	58	
„ „ 1307	„ „ „	58	„ „ „ „ 986	negativ	
„ „ 1308	„ „ „	58	„ „ „ „ 986	negativ	

irgend einen Anhaltspunkt für die Zukunft des Erkrankten abgeben.

c) daß in diesen Neubildungen dieselben typischen Spirochäten wie bei menschlicher Syphilis vorkommen, wie Metschnikoff und Roux, wir selbst, Finger - Landsteiner, Grünbaum und Smedley, Hoffmann u. a. festgestellt haben. Anscheinend ist ihre Zahl spärlicher; auch sind sie seltener zu finden, aber über ihr Vorkommen besteht kein Zweifel. Besonders beweiskräftig scheinen mir sowohl für die Bedeutung der Spirochäten als Krankheitserreger als auch umgekehrt für die spezifische Natur des erzeugten Impfproduktes die von Hoffmann mit Syphilisblut erzeugten und reichlich Spirochäten enthaltende Primäraffekte und die Thibiergeschen Serienimpfungen.

Konnten nach dem Gesagten Differenzen der erzeugten syphilitischen Primäraffekte bei den verschiedenen Affenarten nicht festgestellt werden, so besteht doch ein sehr bemerkenswerter Unterschied in der allgemeinen Disposition zwischen den Affenarten, derart, daß die höheren Affen weit empfänglicher sind, als niedere Affen.

a) Bei höheren Affen gehen die Impfungen leichter und regelmäßiger an, als bei niederen Affen. Aber auch innerhalb der höheren wie niederen Affen bestehen wiederum Abstufungen derart, daß Schimpansen anscheinend empfänglicher sind als Gibbons und Orang-Utans, und Paviane (Cynocephalus) und Meerkatzen (Cercopithecus) empfänglicher als die Makaken, unter welch letzteren wiederum Macacus cynomolgus, nemestrinus, sinicus mehr empfänglich sind als Macacus rhesus.

Aus dieser Tatsache, daß bei niederen Affen die Impfungen nicht mit absoluter Regelmäßigkeit haften, kann bei vielen Versuchen eine Fehlerquelle resultieren, namentlich dann, wenn auch das zur Verimpfung benützte Material möglicherweise nur sehr spärlich Syphilisvirus enthält. Jedenfalls wird man den Schluß, daß irgend ein der Untersuchung unterworfenes Material syphilisvirusfrei oder nicht virulent sei, nur dann machen dürfen, wenn eine größere Anzahl von Tieren trotz energischer Impfmethode syphilisfrei bleibt. Wichtige Schlußfolgerungen dürfen nur aus oft wiederholten und an großen Tierreihen durchgeführten Versuchen gezogen werden.

Ich habe wesentlich aus dem eben besprochenen Grunde diesem Berichte eine Anzahl Tabellen eingefügt, aus deren Durchsicht und Vergleich jeder sich überzeugen kann, mit wie viel Fehlerquellen man in jedem einzelnen Versuche rechnen muß.

b) Höhere Affen können anscheinend an jeder beliebigen Körperstelle erfolgreich geimpft werden, während es bei den niederen Affen, speziell bei den Makaken, bisher nur gelungen ist, an den Augenbrauen und am Penis typische und schön entwickelte Primäraffekte zu erzeugen. Die Paviane nähern sich etwas den höheren Affen, indem sie auch an der Bauchgegend hin und wieder empfänglich zu sein scheinen.

Ob dieser Unterschied zwischen höheren und niederen Affen auf anatomischen Differenzen des Baues der Haut (Reichtum und Verteilung der Blutgefäße, Dicke der Epithelschicht) zurückzuführen ist, ist noch nicht klargestellt, ebensowenig die von Metschnikoff bekannt gegebene Tatsache, daß er ganz junge Tiere nie hat infizieren können.

Für die Deutung, daß der Reichtum an Blutgefäßen an der zur Impfung gewählten Stelle für das Gelingen der Impfung ausschlaggebend ist, spricht die Tatsache, daß auch an den Augenbrauen die Impfung um so regelmäßiger gelingt, je mehr durch energische Skarifikation der betreffenden Hautstelle Blutgefäße eröffnet werden. Ob überhaupt ohne Eröffnung der Blutgefäße eine Impfung möglich ist, ist noch fraglich. Wir wenigstens haben bis jetzt eine Infektion nur dann zustande kommen sehen, wenn eine Läsion der Haut mit Eröffnung der Blutgefäße bewirkt wird. Bei höheren Affen, bei Pavianen und Meerkatzen genügen oberflächlichere Skarifikationen, bei Makaken sind tiefe Schlitzungen und Taschenbildungen erforderlich. Einfache Epithelläsionen aber haben zu einem Haften der Spirochäten mit nachträglicher Entwicklung eines Primäraffektes nicht ausgereicht.

Auch einfaches Einreiben von virulentem Material auf die unverletzte Oberfläche der Tonsillen, auf die Nasenschleimhaut und auf die Konjunktiva ist wie bereits erwähnt, bisher resultatlos geblieben.

Ferner haben wir bei kutanen Impfversuchen bisher nie ohne Bildung eines Primäraffektes eine syphilitische Infektion auftreten sehen. In allen Fällen, in denen ein Primäraffekt oder Andeutungen eines solchen ganz ausblieben, und in fast allen, in denen ein klinisch deutlicher Primäraffekt nicht zur Entwicklung kam, war eine nachfolgende zweite Inokulation von typischem Primäraffekt gefolgt. Allerdings waren auch hin und wieder uncharakteristische entzündliche schuppende Prozesse, wie die Ergebnislosigkeit einer zweiten Inokulation bewies, wirkliche Primärerscheinungen; aber es lagen doch wenigstens örtliche pathologische Vorgänge vor, ohne die, wie gesagt, wir ein Zustandekommen einer Infektion nie beobachten konnten.

Beim Menschen liegen vielleicht andere Verhältnisse vor, wenn man den klinischen Beobachtungen, daß ohne (wahrnehmbare?) primäre Affekte doch allgemeine Syphilis entstehen könne, Glauben schenken darf.

Der Gedanke, daß die primären Prozesse in ganz bestimmten Geweben (Epithel, Lymphdrüsen) für das Zustandekommen der allgemeinen Erkrankung von Bedeutung seien, wird gestützt durch die Beobachtung, daß es bisher nicht gelungen ist, auf subkutanen oder intravenösem oder intraperitonealem Wege Tiere zu infizieren.

Subkutane Versuche.

Subkutane Versuche haben wir von Anfang an in reichlichster Weise angestellt. Wäre doch die Durchführung aller Syphilisversuche an Tieren ungemein erleichtert gewesen, wenn man auf subkutanem Wege eine Infektion hätte erzeugen können. Der subkutane Weg erlaubt ja nicht nur eine absolut sichere, sondern auch reichliche Zufuhr von Infektionsmaterial, während man bei kutaner Infektion nur kleinere Virusmengen anwenden kann und nie die Gewähr hat, daß sie auch wirklich dem Tierkörper einverleibt werden.

Wir haben verwendbare subkutane Infektionsversuche bisher in 51 Fällen gemacht. Aber in 33 Fällen ergab die kutane Probeinokulation ein positives Resultat, wodurch bewiesen ist, daß weder eine Infektion, noch eine Immunisierung zustande gekommen war. Was die 13 Fälle betrifft, bei denen die kutane Inokulation mißlang, so ist hier zu berücksichtigen, daß man, wie oben betont, bei niederen Affen nie mit absoluter Sicherheit ein Angehen der Impfung erwarten darf.

Tabelle II.

Subkutane Infektionsversuche. Probeinokulation positiv.

Versuchstier Nr.	Subkutan injiziertes Material	Termin der Probeinokulation: Tage nach der (resp. den) subkutanen Injektionen	Inkubationszeit der entstandenen Primäraffekte Tage	Bemerkungen
Orang 51	Mensch	71, 79, 87	26	
84	Knochenmark 25	71	26	} Organe 25 kutan negativ.
86	Milz 25	71	20	
103	Mensch	19, 27, 79	36	
109	Organgemisch v. Orang 4	69	29	Organe kutan negativ.
115	Hoden 20	50	23	Hoden kutan negativ, Milz und Knochenmark desselben Tieres positiv.
230	Milz 12	104	28	Milz (1 Versuch) kutan negativ. — Eine erste Probeinokulation nach 12 Tagen blieb negativ.
339	Knochenmark v. Orang 1	95	17	Alle Organe kutan negativ.
347 } 348 }	Milz 104	94	28	Organ stammte von einem subkutan behandelten Tier (104). (Siehe Tabelle.)
427	Knochenmark 27	153	29	Hoden und Milz 27 positiv; Knochenmark negativ. — Eine vorausgehende Inokulation nach 83 Tagen war auch negativ.
431	Milz 27	84	28	
512	Knm. Orang 122	78	23	Organe nicht kutan geprüft.

859	M.-Drüse	97	24	
860	"	97	50	Vorher am 97. Tage eine erfolglose Probeinokulation. Knm. desselben Tieres bei kutaner Impfung positiv.
863	"	222	82	
905	Milz 74	94	29	
908	" 74	94	29	
909	" 74	94	29	
913	" 74	94	24	
986	Milz 178	86	19	7 Organimpfungen kutan negativ.
989	1. Milz 355 } 2. " 973 }	178 } 149 }	26	Tier 355 vorher mit Hg behandelt, hatte positiven Hoden; die übrigen Organe negativ. Organe 973 negativ.
991	1. Milz 355 } 2. " 973 }	86 } 57 }	19	Eine vorherige Inokulation am 86. Tage erfolglos.
1003	1. Milz 68 } 2. " 973 }	177 } 149 }	28	Milz kutan negativ. " " " Vorher erfolglos am 86. Tage inokuliert.
1004	1. Milz 68 } 2. " 973 }	85 } 57 }	26	
1007	1. Milz 149 } 2. " 973 }	177 } 149 }	26	Organe kutan negativ. " " "
1057	Milz 26	61	43	Vorher am 85. Tage erfolglos inokuliert. Alle Organe kutan negativ.
324	Muskel v. Orang 1	96	56	Muskel infektiös?
407	Leber 27	153	29	Leber infektiös?
415	Hoden 27	84	28	Hoden war kutan positiv.
855	M.-Drüse	97	36	
1112	Milz 221	30	26	Organe kutan negativ.
1114	" 221	30	26	" " "

Freilich befinden sich unter den 13 nicht gelungenen Inokulationen vier Tiere, die zweimal und drei Tiere, die sogar
dreimal vergeblich (nach den vorausgegangenen subkutanen
Virusinjektionen) geimpft wurden. Bei den positiv verlaufenden
Inokulationen wiederum ging sechsmal erst die zweite Impfung
an. Man könnte hier allerdings wieder vermuten, daß bei der
ersten Impfung noch eine von der subkutanen Zufuhr herrührende
Immunität bestand, nach deren Verschwinden das Haften der
zweiten Impfung möglich wurde.

Ferner fällt auf, daß die meisten zur subkutanen Injektion
verwendeten Organe bei kutaner Verimpfung nicht hafteten.
Trotzdem wäre es falsch, daraus zu schließen, daß das subkutan
verwendete Material nicht infektiös-virulent gewesen sei. Erstens
haben wir, wie ich bei Besprechung der Organimpfungen Seite 44
auseinander gesetzt, bei diesen Organimpfungen uns anfangs
einer unzweckmäßigen, viel größeren Zufälligkeiten ausgesetzten
Impfmethode bei der Verwendung von Organen bedient. Ferner
sieht man, daß oft zwar das eine Organ bei der kutanen Impfung
versagte, die anderen desselben Tieres aber wohl verimpfbar waren.

Manche Versuche freilich (z. B. 347, 348, 324, 407) werden
ganz ausscheiden müssen. (Siehe Tabelle II.)

Was den Termin der Probeinokulationen anbelangt,
so finden wir meist ziemlich lange Zwischenzeiten zwischen subkutaner Injektion und kutaner Probeimpfung. Man wird also
noch kürzere Zeiten wählen müssen, um dem Einwand zu be-
gegnen, daß eine vielleicht eingetretene (passive) Immunisierung
in unseren bisherigen Versuchen schon wieder verloren gegangen sei.

Die Prüfung, ob die subkutane Giftzufuhr Infektion oder
Immunität erzeugt habe, haben wir meist durch kutane Probe-
inokulationsversuche gemacht. Nun wäre es aber auch möglich
gewesen, daß bei dieser Versuchsanordnung wegen der Nicht-
benützung der Haut zur Infektion zwar die Haut nicht immunisiert worden sei und daher für spätere Inokulation empfänglich geblieben sei, daß aber trotzdem eine Durchseuchung
des Körpers stattfände. W'r haben demgemäß zehnmal bei
subkutan behandelten Tieren die inneren Organe geprüft und
Milz und Knochenmark auf andere Tiere verimpft. Diese Versuche mißlangen achtmal, d. h. die Organe erwiesen sich achtmal steril, nicht verimpfbar.

Tabelle III.

Subkutane Infektionsversuche. Probeinokulation negativ.

Ver-suchstier Nr.	Subkutan injiziertes Material	Termin der Probeinokulation: Tage nach der (resp. den) sub-kutanen Injektionen	Bemerkungen
116	Milz 20	50 162	Milz kutan positiv.
199	Orangsaft 16	114 183	Kutane Prüfung nicht gemacht.
340	Knochenmark. Milz v. Orang 1	96	Organe kutan negativ.
428	Knochenmark. Milz 27	84	siehe 427 und 431: positive Probeinokulation.
465	Milz Gibbon 42	83 152 304	Organe kutan negativ.
1005	1. Milz 68	85 nach der ersten	
	2. Milz 973	57 nach d. zweiten	
315	Lunge Orang 1	96 155	Lunge (Orang) infektiös?
403	Lunge 27	84 153 232	Lunge kutan negativ.
423	Rückenmark 27	84	Rückenmark kutan negativ.
856	Mensch Drüse	97	
1113	Milz 221	30 und 122	Siehe 1112 und 1114: Probeinokulation positiv.
(77)	Mensch Gumma	77	Organe von 77 negativ.
(205)	Mensch Drüse	171	Organe von 205 negativ.

Allerdings befinden sich unter diesen Tieren drei höhere Affen (Orang 77 und 168, sowie Gibbon 175), welche eigentlich nicht mitgezählt werden dürfen, weil ja bei den höheren Affen in den ersten Monaten Organimpfungen auch von kutan geimpften Tieren nicht angingen. (Siehe Tabelle IV.)

Die positiven Versuche verliefen folgendermaßen:

1. Macacus cynomolgus 990 erhält am 25. Oktober 1905 subkutan eine Milzaufschwemmung in physiologischer Kochsalzlösung von dem getöteten Mac. cyn. 583 (kutane Impfung mit der Milz von 583 ergab ein positives Resultat auf einen Orang-Utan) und am 23. November eine zweite subkutane Injektion Milz-Kochsalzaufschwemmung von dem getöteten Mac. cyn. 973 (kutane Impfungen mit der Milz von 973 bleiben negativ).

Tier 990 wird am 6. Dezember (42 Tage nach der ersten Injektion) getötet und seine Organe auf zwei Orang- Utans und vier Mac. verimpft. Die beiden Orang-Utans starben vorzeitig. Bei den drei Cynomolgi bleiben bis Ende Februar die Impfungen negativ; nur ein Nemestrinus (1084) bekommt im März an der Knochenmarkimpfstelle (von 990) einen Primäraffekt. Derselbe wird am 11. April exzidiert und auf vier weitere Tiere übertragen, von denen drei einen Primäraffekt bekommen. —

2. Mac. cynomolgus 1226 wird am 30. Januar 1906 an der linken Braue kutan mit breiten Kondylomen geimpft. Am 2., 7. und 21. Februar folgen subkutane Injektionen von zerkleinerten Primäraffekt, teils von Menschen, teils von Makaken. Am 1. März wird das Tier, ohne daß sich eine Spur eines sich bildenden Primäraffektes gezeigt hätte, getötet und seine Organe auf sechs weitere Tiere übertragen. Nur bei einem Tiere und zwar erst am 28. Juni (120 Tage) wird ein Primäraffekt an der linken Braue (Milzimpfungsstelle) konstatiert. Daß es sich um einen Primäraffekt handelte, wird durch weitere positive Verimpfungen festgestellt.

Sicherlich wird man der Beweiskraft dieser beiden Versuche sehr zweifeln müssen. Bei beiden mit den Organen geimpften Tieren besteht eine solch auffallend lange Zwischenzeit zwischen dem Termin der Infektion und dem Auftreten des Primäraffekts, daß man auf den Verdacht kommt, die Primäraffekte seien durch andere zufällige unaufgeklärte Ursachen entstanden. Es kann auch ferner der Fall vorliegen, daß bei den Tieren 990 und 1226 an den „subkutanen" Einstichstellen sich Primäraffekte entwickelt haben, welche aber ihrer Kleinheit wegen übersehen wurden. Beinahe wäre es uns mit dem Versuch Orang 150 ebenso ergangen; doch gelang es da, die zwar sehr kleinen, aber doch absolut typischen Primäraffekte an den Einstichstellen aufzufinden. So wurde aus der anscheinend gelungenen „subkutanen" eine ganz gewöhnliche kutane Infektion.

Tabelle IV.
Subkutane Infektionsversuche. Organ-Untersuchungen.

Versuchs-tier Nr.	Subkutan injiziertes Material	Termin der Probeinokulation: Tage nach der (resp. den) subkutanen Injektionen	Termin der Organ-Verimpfung Tage nach der (resp. den) subkutanen Injektionen	Bemerkungen
Orang 77	Mensch Gumma-Inhalt	77	121	
100	3 × Primäraffekt von Affen	—	113 137 154	
104	3 × Mensch P. A. und Condyl.	—	21 29 81	
Orang 168	Organgemisch von cyn. 17	—	125	
Gibbon 175	Mensch, Drüse	—	47	
902	Milz 74	—	67	Knochenmark dieses Tieres 74 war kutan positiv.
205	Mensch, Drüse	1. 73 2. 127	171	Probeinokulation beide negativ.
1231	Mensch, defibriniertes Blut	—	1. 22 2. 15	Kutane Blutimpfungen negativ.

Überblicken wir die ganze Serie von Versuchen, so ergibt sich, daß noch viele Wiederholungen notwendig sein werden; namentlich ehe man sich für die Annahme, daß auch auf subkutanem Wege eine Infektion des Körpers möglich sei, wird aussprechen dürfen.

Ob und durch welche Umstände das in das subkutane Gewebe eingeführte Virus wirkungslos wird, — ob durch chemische Einflüsse, oder durch Phagocytose — oder ob die Infektion nur deshalb nicht zustande kommt, weil die Parasiten nicht in die Blutgefäße des subkutanen Gewebes eindringen können, ist noch nicht aufgeklärt.

Andererseits haben wir beobachtet, daß bei einer großen Anzahl von Tieren der subkutanen Viruszufuhr eine auffallend starke Abmagerung und Kachexie nachfolgte, so daß der Gedanke einer Intoxikation nahegelegt wird. Sicherlich ist auch die Sterblichkeit der subkutan behandelten Tiere auffallend groß.

Bei den Versuchen 990 und 1226 kommt auch die Möglichkeit in Frage, ob nicht unabsichtlich statt einer subkutanen eine intravenöse Infektion erfolgt sei. Aber auch die **intravenösen** Versuche sind bisher sowohl in Batavia wie in Breslau mißlungen, obgleich man nach den an kongenitaler menschlicher Syphilis gemachten Erfahrungen erwarten sollte, daß sie wohl möglich sei. Wir verfügen bisher über 15 solche Versuche; aber auch hier ergab die kutane Probeinokulation in zehn Fällen ein positives Resultat. Dreimal wurden die inneren Organe der intravenös-injizierten Tiere verimpft, stets ohne Erfolg. Ich möchte aber bemerken, daß ich auch diese Versuche vor der Hand nicht als absolut beweiskräftig ansehen kann, weil nicht in genügender Weise festgestellt worden ist, daß das zur intravenösen Infektion verwendete Material wirklich virulent war.

Auf **intrakutanem** und auf **intraperitonealem** Wege haben wir nur wenige Infektionsversuche gemacht, alle ohne Resultat.

Diesen Versuchen sind anzufügen diejenigen, bei denen wir

1. die Innenfläche der Vena femoralis bloßlegten und das Gefäßendothel energisch mit Virus einrieben. (M. cyn. 819, geimpft am 23. IX.; Reinokulation am 2. I. 1906. — Primäraffekt am 7. II.)

2. **Lymphdrüsen spalteten** und die auf diese Weise freigelegten Flächen mit Virusmaterial einrieben. (2 Versuche; in beiden Fällen ergab die Reinokulation ein positives Resultat.)

3. **Hoden spalteten** und die Schnittfläche zu infizieren trachteten. Von diesen Versuchen, fünf an der Zahl, sind nur zwei verwertbar. **Das eine Tier wurde vergeblich reinokuliert. Das zweite wurde 56 Tage nach der Hodenimpfung getötet und es konnten mit Knochenmark zwei Tiere infiziert werden.**

Anscheinend ist in beiden Fällen, da von einer zufälligen kutanen Impfung nichts beobachtet worden ist, **durch die Impfung des Hodenparenchyms Syphilis erzeugt worden.** Vielleicht spielt das **Hodenepithel** für die primäre Parasitenvermehrung dieselbe Rolle, wie das Hautepithel beim kutanen Impfmodus.

Was den **Infektionsmodus der kongenitalen Syphilis** betrifft, so stellen wir uns beim Menschen deren Zustandekommen vor:

a) durch Mitwirkung eines virustragenden Spermatozoon oder Ovulums;

b) durch intrauterine Infektion einer gesund angelegten Frucht.

Wenn der erstere Modus überhaupt vorkommt, so ist er jedenfalls der seltenere. Sicher kennen wir die als „Spirochätenseptikämie" sich in utero abspielende Infektion des Fötus durch Parasitenübertragung per placentam.

Bei Affen ist eine kongenitale Form noch nicht zur Beobachtung gekommen.

Nur ein einziges Mal war (in Batavia) Gelegenheit, die Organe eines jungen Tieres zwei Monate nach seiner Geburt zu untersuchen. Die Mutter dieses Tieres war 39 Tage vor der Geburt geimpft worden und hatte zehn Tage vor der Geburt einen sehr deutlichen Primäraffekt gezeigt. Eine kongenitale Lues war also von vornherein nicht sehr wahrscheinlich und tatsächlich ist die Verimpfung der Organe des jungen Tieres auch negativ geblieben.

In dem bisherigen haben wir festgestellt, daß allen mit Syphilismaterial an Affen angestellten Inokulationen typische primäre Syphilis nachfolgt.

Dadurch aber ist der experimentellen Erzeugung der Affensyphilis eine ausschlaggebende Rolle bei der Entscheidung der Frage, ob in einem Gewebe oder in einer Flüssigkeit sich infektiöses Material befindet, zuerteilt. Naturgemäß werden bei diesen diagnostischen Arbeiten die histologisch-mikroskopischen Methoden des Spirochätennachweises stets mit dem Nachweis der Verimpfbarkeit eines fraglichen Krankheitsproduktes zu kombinieren sein.

Wo es sich um praktisch wichtige Diagnosenstellung bei unklaren Krankheitsfällen handelt, wird der Spirochätennachweis, wenigstens wenn er positiv ausfällt, weil er schneller ein brauchbares Resultat ergibt, für die Ärzte wichtiger sein, als das Impfexperiment [siehe Blaschko (1), Hoffmann, Danziger]. Ich erinnere hierbei an die vielen Fälle von syphilisverdächtigen Effloreszenzen, die im Anschluß an einen verdächtigen Koitus oder bei anamnestisch unklaren Fällen auftreten, z. B. auch bei hereditärer Syphilis. Auch bei Blut- und Drüsenuntersuchungen, mag man die exstirpierte Drüse in Schnittpräparaten oder nur den durch Punktion gewonnenen Saft untersuchen, wird man unter Umständen durch Spirochäten-Finden schneller zur gesuchten Diagnose gelangen als durch Impfversuche an Affen.

In vielen Fällen muß das Impfexperiment auch hinter der klinischen Beobachtung zurückstehen. Das Impfexperiment gewährt bestenfalls nach vier bis fünf Wochen einen Aufschluß, d. h. also zu einer Zeit, in der meistens die Sachlage auch beim Menschen sich geklärt hat. Auch arbeitet schließlich das Impfexperiment nicht mit mathematischer Sicherheit und namentlich bei der Benützung der weniger empfindlichen niederen Affenarten (besonders von Makaken, wenn man nur wenige Tiere zum Versuch benützt) ist ein negativer Ausfall des Versuches nicht ein absolut sicherer Beweis für die nichtsyphilitische Natur der untersuchten Affektion; höchstens für den geringen Parasitengehalt derselben. Aber das Impfexperiment arbeitet sicherer, als die mikroskopische Spirochäten-Suchmethode, und wird daher namentlich für die Entscheidung wissenschaftlich-prinzipieller Probleme stets eine große Bedeutung behalten. So ist ja auch, wie schon erwähnt, die Infektiosität der tertiären Syphilis und der inneren Organe der niederen Affen durch das Impfexperiment vor dem Spirochätennachweis festgestellt worden.

Auch ist in Betracht zu ziehen, daß Spirochätenanwesenheit im erkrankten Gewebe und Erhaltensein ihrer Lebensfähigkeit und Virulenz sich nicht eo ipso zu decken brauchen. Jedenfalls bedarf es dazu eingehender vergleichender mikroskopischer und experimenteller Prüfungen.

Welche „diagnostische" Resultate hat das Impfexperiment nun zutage gefördert?

Betreffs der Virulenz syphilitischer Prozesse und gewisser Bestandteile syphilitischer Personen ist vor der Hand folgendes festgestellt:

1. Die in der **primären und sekundären Periode** auftretenden Prozesse auf der **Haut** und **Schleimhaut** und die **Drüsen** sind sicher virulent, so lange der Prozeß noch in fortschreitender Entwicklung ist und in voller Blüte steht. In abheilenden Stadien befindliche, schon lange Zeit bestehende Neoplasmen scheinen sehr spärlich und nur an ganz vereinzelten Stellen lokalisiertes Virusmaterial zu beherbergen, so daß mit ihnen angestellte Impfungen in der Mehrzahl der Fälle versagen.

Einige Versuche, mit ganz verheilten Primäraffektstellen andere Tiere zu inokulieren, mißlangen. Trotzdem wird man daran festhalten müssen, daß (namentlich die tertiären) Rezidive häufig ihren Ausgangspunkt von Spirochäten nehmen, die aus früheren primären oder sekundären Prozessen zurückgeblieben sind.

Tritt spezifischer Zerfall und Erweichung oder Vereiterung ein, so scheint das Virus zugrunde zu gehen; die Impfung verläuft negativ. Dementsprechend sind auch Spirochäten in solch erweichten und vereitertem Material sehr häufig nicht gefunden worden. Es ist daher begreiflich, daß bei allen vereiternden Syphilisformen auch bei der „malignen" (frühulzerösen) Form die Impfungen negativ bleiben, wenn man die zentralen Zerfallsmassen zum Impfen benützt. Uns ist das dreimal passiert. Positiv verlief nur eine Inokulation von einer ulzerös zerfallenen Hautpapel eines Patienten, und Buschke-Fischer berichten über zwei gelungene Inokulationen.

Bei **tertiären** Prozessen sind bekanntlich positive Resultate erzielt worden, wenn man unerweichtes Neubildungsmaterial aus geschlossenen Gummaten benützte. In meiner diesbezüglichen Mitteilung (Nr. 4) hatte ich über fünf positive Versuche berichtet (drei von Neisser-Baermann-Halberstädter, zwei von Finger-Landsteiner), denen aber zwölf negative gegenüber standen. Neuerdings haben wir in Breslau noch dreimal vergeblich von tertiären Formen abzuimpfen versucht; Hoffmann dagegen hatte zwei positive und ein negatives Resultat, Buschke-Fischer ein positives.

Wichtig für die Auffassung der tertiären Syphilis ist die Tatsache, daß das Alter der Syphilis dabei ohne jeden Einfluß ist. In einem von Hoffmanns positiven Fällen bestand die Krankheit 24 Jahre!

Der früher bestehende Gegensatz zwischen den positiven Inokulationen und dem Fehlen von Spirochäten ist bekanntlich inzwischen durch eine Reihe von positiven Befunden (Schaudinn, Doutrelepont-Grouven, Tomasczewski, Reuter u. a.) beseitigt worden. Auch bei maligner Syphilis sind nur in wenigen Fällen (Doutrelepont, Herxheimer-Opifizius) Spirochäten gefunden worden.

Mit **Drüsen,** primären und sekundären, und zwar sowohl mit Punktionsflüssigkeit (worauf besonders Hoffmann aufmerksam gemacht hat), wie exstirpiertem Material, sind eine ganze Reihe positiver Versuche von uns, Finger-Landsteiner, Hoffmann, Metschnikoff gemacht worden. Leider rührten die bisher untersuchten Drüsen immer von verhältnismäßig frischen Syphilisfällen her, in einem Falle Hoffmanns aber aus einer Zeit, wo klinisch noch keine Diagnose möglich war. Es wird von großer Bedeutung sein, von ganz alten Fällen Drüsen auf ihren Gehalt an Virus zu untersuchen, um dadurch Aufschluß über die diagnostische Bedeutung solcher ja bekanntlich häufig sehr lange bestehender Drüsenschwellungen zu gewinnen. (Siehe die Extraktuntersuchungen Seite 58.)

Was die **Verimpfbarkeit des Blutes** betrifft, so liegen verhältnismäßig wenig gelungene positive Versuche vor.

Hoffmann ist es dreimal gelungen, bei sechs Wochen, sechs Monate und drei Monate alter Syphilis Blut zu verimpfen. Unsere und Finger-Landsteiners Versuche sind alle mißglückt. Die berichteten Versuche entsprechen den in früheren Dezennien an Menschen gefundenen (siehe Hoffmann 5.) Blutimpfungsresultaten und lehren, daß beim Menschen nur verhältnismäßig selten und dann in mäßigen Mengen die Parasiten zirkulieren (zu der von Hoffmann geäußerten Annahme, daß vielleicht auch eine Virulenzverminderung in Betracht käme, sehe ich keine zwingenden Gründe). Auch haften die Blutimpfungen nach Hoffmann nur bei sehr schneller und tiefer Einimpfung größerer Mengen (2 bis 5 ccm.).

Übrigens gleichen die Impfresultate den fast überall vergeblich gebliebenen Versuchen, auf mikroskopischem Wege Spirochäten im Blute bei akquirierter Syphilis nachzuweisen. Positive Befunde liegen bei Blutentnahme aus gesunder Haut nur vor von Noeggerath-Staehelin und von Zabolotny. Im Blut aus Syphiliseffloreszenzen wurden häufiger, aber auch durchaus nicht regelmäßig Spirochäten nachgewiesen. (Bertarelli-Volpino, Richards und Hunt, Bandi und Simonelli.) Keinesfalls wird man den negativen Ausfall einer Blutuntersuchung, sei es durch Inokulationsversuch, sei es mit Bezug auf Spirochätenanwesenheit, diagnostisch verwerten können.

Es ist daher auch wenig Aussicht vorhanden, daß sich die von mir ausgesprochene Hoffnung, durch Blutuntersuchungen bei noch nicht offenkundiger kongenitaler Syphilis, also vor Auftreten klinischer Symptome, die Diagnose zu stellen, verwirklichen wird (conf. Buschke-Fischer).

Blutserum hat sich uns stets als nicht-infektiös erwiesen. —

3. Mit **Sperma** ist es Finger zweimal gelungen, ein positives Impfresultat zu erzielen; einmal bestand eine syphilitische Hodenerkrankung.

Ich selbst habe sieben vergebliche Versuche gemacht. Das Sperma entstammte Patienten aus den verschiedensten Jahren der Syphilis. Dagegen konnte ich bei Verwendung von Hoden syphilitischer (niederer) Affen mehrfach positive Abimpfungen erzielen.

Hoffmann berichtet über drei negative Versuche mit Sperma von $2^1/_2$ Monate, 11 Monate und $1^1/_2$ Jahre kranken Männern.

Spirochäten sind bisher im Sperma nicht gefunden worden. — Auch Spermaimpfungen mit negativem Resultate haben daher keine diagnostische Verwertbarkeit.

4. **Milch** erwies sich (Finger - Landsteiner) in einem Falle nicht verimpfbar.

5. Mit **Spinalflüssigkeit** erzielte Hoffmann in einem Falle ein sehr geringfügiges, aber doch positives Resultat. (Es entspricht dem von Dohi und Tanaka berichteten Spirochätenbefund in Cerebrospinalflüssigkeit bei einem mit papulöser Syphilis behafteten Kranken.) Ein zweiter Versuch, sowie ein von mir angestellter waren negativ.

6. Die Verimpfung der **Organe von kongenital-syphilitischen Kindern und des Nasenschleimes** bei syphilitischer Coryza ist mir in drei Fällen gelungen. Dem entsprechen ja auch die große Anzahl von Spirochätenbefunden in den Organen hereditär-syphilitischer Kinder.

Die wichtigste Tatsache aber, die sich aus den bisher berichteten Impfungen ergibt, ist die, daß eine Differenz im Impfprodukte trotz der Verschiedenheit des Impfmateriales nicht konstatiert werden konnte. Bisher haben wir keinerlei nachweisbaren Anhaltspunkt dafür, daß im Verlaufe der menschlichen Erkrankung sich irgend eine Virulenzmodifikation einstellt.

So wichtig und interessant diese Untersuchungen und die gewonnenen Resultate sind, so liegt die wesentliche Bedeutung der Tatsache, daß Affen für Syphilis empfänglich sind und eine der menschlichen Erkrankung so ähnliche Infektion akquirieren, darin, daß wir hoffen können, auf experimentellem Wege den vielen Rätseln beikommen zu können, welche durch die Eigenart der **Syphilis als „konstitutioneller Erkrankung"** bestehen.

Die menschliche Syphilis ist stets eine konstitutionelle Erkrankung. Wir verstehen darunter:

I. Daß stets eine allgemeine Durchseuchung mit Syphilisparasiten und eine disseminierte wenn auch graduell nach Intensität ungemein wechselnde Ansiedlung mit Bildung von metastatischen Herden stattfindet.

II. Daß sich unter dem Einflusse der von den Parasiten abgesonderten oder in ihren Leibern befindlichen chemischen Stoffen eine „Umstimmung der Gewebe" entwickelt, derart, daß allmählich entsprechend der Dauer der Einwirkung dieser toxischen Körper eine Änderung der Gewebsreaktion auf die von dem Virus ausgehenden Einwirkungen eintritt.

III. Daß eine Immunität gegenüber dem Syphilisvirus sich entwickelt.

Ich kann hier nur ganz kurz auf diese drei Fragen eingehen, möchte aber auf die von mir 1882 gegebene Darstellung (6) einer allgemeinen Pathologie der Syphilis hinweisen, da daselbst die meisten uns hier interessierenden Fragen im Zusammenhang besprochen sind.

I. Problem der Durchseuchung.

Hierbei handelt es sich um folgende Punkte:

a) Wie lange verharren die Spirochäten am Orte der Infektion, resp. wann sind die Spirochäten schon so weit auf ihrer Einwanderung in die Nachbarschaft vorgedrungen, daß eine lokale Beseitigung des primären Invasionsherdes die Allgemeininfektion nicht mehr hinanhalten kann? Hat man aber auch, wenn die Beseitigung des primären Invasionsherdes gelungen scheint (indem an der behandelten Stelle kein „Primäraffekt" sich bildet), die Sicherheit, daß nicht doch schon eine Generalisierung der Parasiten in dem Gesamtorganismus stattgefunden hat, so daß die Gesamterkrankung trotz des lokalen Heilerfolges sich doch entwickelt?

b) Wie aber vollzieht sich diese Weiterverbreitung von der Infektionsstelle aus? Nur gleichsam per Kontiguität, durch Fortwanderung auf den Lymphwegen in die nächsten — beim Menschen: „primären" — Drüsen

oder gleichzeitig und sehr bald (mit oder ohne Lymphdrüsenbeteiligung) auf dem Blutwege?

c) Wann ist die Generalisierung, d. h. die Ansiedlung von Spirochäten in Organen und Bezirken, die über den regionären Infektionsbezirk hinausreichen, vollzogen? Und welches sind diese metastatischen Lokalisationsstätten?

d) Wo findet die Vermehrung der Parasiten statt? Überall? Nur an den primären Ansiedlungsstätten oder auch im Blute und später auch an den disseminierten metastatischen Herden? Besteht eine Möglichkeit, seine An- oder Abwesenheit nachzuweisen? Wo und wie lange ist generalisiertes Virus vorhanden, besonders in „latenten" Fällen, in denen klinisch wahrnehmbare

Zeichen der noch bestehenden Spirochätenanwesenheit nicht vorliegen?

II. Was die **„Umstimmung der Gewebe“** anlangt, so ist diese von Hutchinson zuerst ausgesprochene Anschauung uns längst geläufig und zur Erklärung der so merkwürdigen Verschiedenheit der im Verlaufe der Syphilis auftretenden Neubildungsformen und des Ablaufes derselben herangezogen worden. Während aber von Hutchinson und Bäumler eine Mitwirkung des eigentlichen Syphilisvirus nur bei den primären und sekundären Formen angenommen wurde, habe ich von jeher geglaubt, daß auch die tertiären Formen durch das Syphilisvirus selbst hervorgerufen seien.

Im Jahre **1882** schrieb ich (Ziemssen, Pathol. u. Therap. XIV. 1., S. 680 und ff.:

„Von der Bäumlerschen Ansicht akzeptieren wir als sicher nur den einen Teil: die durch die Durchseuchung des Organismus mit Syphilisgift in den Körpergeweben bewirkte Umstimmung. Fraglicher ist dagegen, ob wir mit Bäumler „beliebige Reize“ oder nicht statt deren wieder das spezifische Syphilisvirus zur Hervorrufung gummöser Prozesse in Anspruch nehmen sollen.“

„Diejenigen, welche die Ansicht von der Entstehung des gummösen Vorgangs durch das Syphilisgift selbst verwerfen, stützen sich auf die geringere Infektiosität im gummösen Stadium. In der Tat wird die Syphilis in dieser Periode seltener auf andere Personen übertragen, als in der papulösen Frühperiode. Dies beruht aber auf äußeren zufäligen Ursachen. Die gummösen Prozesse sind fast stets nur in wenigen Exemplaren zu gleicher Zeit vorhanden und befinden sich an für die Weiterübertragung ungünstigen Körperstellen, während die zahlreichen, mit Vorliebe Mund und Genitalien befallenden Frühefloreszenzen, die noch dazu durch eine hochgradige Neigung zu Rezidiven ausgezeichnet sind, naturgemäß die Hauptvermittler der Syphilis von Person zu Person sind; bekanntlich ja, und zwar aus demselben Grunde, viel häufiger als die Primäraffekte.“

Ferner: „Gehen wir nun selbst an einen Erklärungsversuch für die Verschiedenartigkeit der einzelnen Syphilisformen heran, so ist festzuhalten:

Bei allen syphilitischen Neubildungen ohne Ausnahme haben wir es in den ersten Entwicklungsstadien mit einem Granulationszellenhaufen zu tun, mag dieser Vorgang früher oder später nach der Infektion und in welchem Organ auch immer sich abspielen. Erst die weiteren Entwicklungsstadien dieser Zellenmasse schlagen verschiedene Wege ein und führen zur Bildung all der mannigfachen Formen, die wir als harter Schanker, Knoten und Abszesse, tuberöse und gummöse Prozesse, interstitielle Schwartenbildung usw. in fast allen Organen wieder finden. Gummös bezeichnet also durchaus nicht eine eigene Form der Neubildung, sondern nur des Zerfalls.

Welches sind nun die Faktoren, welche diese Verschiedenheit in der Entwicklung der Syphilome bedingen?

Es handelt sich in erster Linie um die aktive Wirkung des Virus. Dieselbe ist

1. *eine entzündungserregende;*
2. *eine dem Ablauf eben dieser Entzündungsprodukte spezifisch modifizierende;*
3. *eine im ganzen Organismus sich äußernde Alteration der Gewebe, Gefäße, fixen Gewebszellen usw.*

Diese Alteration der Gewebe wird schon bald nach der Infektion, sowie die Krankheit konstitutionell geworden, zu einem selbständigen Faktor, der jedesmal bei der Frage nach der Wirkung des Virus selbst in Rechnung zu ziehen ist. Es handelt sich hier nicht um jene sogenannten Konstitutionsanomalien (Skrofulose, Skorbut usw.), sondern um eine spezifische Umstimmung, welche die Gewebe erfahren, wenn sie von Syphilisgift selbst durchseucht sind.

Diese Umstimmung zeigt sich sofort in zwei Richtungen:

1. Daß nur das gesunde Gewebe (also vor der Infektion und nach totaler Heilung) die Fähigkeit besitzt, eine „Induration“ zu bilden, ein prinzipieller Unterschied zu den späteren Perioden, in denen histologisch die Produkte aller Syphilisstadien weniger differieren, so daß zahlreiche Übergangsformen jeden Versuch einer schematischen Einteilung zu nichte machen.

2. In der eigenartigen größeren Hinfälligkeit der produktiven Zellenmassen, ein an Bedeutung, je länger die Erkrankung dauert, immer mehr zunehmender Faktor.

Ist diese neue Basis, die Umstimmung der Gewebe, vorhanden, dann tritt wieder die wechselnde Intensität des Virus als bestimmender Faktor für die Gestaltung der einzelnen Syphilisprozesse hervor, und zwar hauptsächlich die wechselnde Quantität des im Organismus zirkulierenden und lokal auf einmal zur Wirkung kommenden Virus.

Und in der Tat ist diese Anschauung, welche zuletzt noch besonders durch Jadassohn ausführlich vertreten wurde, durch den Nachweis der Inokulationsfähigkeit tertiärer Prozesse und der Spirochätenanwesenheit in ihnen nun als richtig erwiesen. Es hat sich auch der Jadassohn'schen Annahme entsprechend herausgestellt, daß wir es zwar mit minimalen Virusquantitäten in den Spätformen zu tun haben, daß aber anscheinend keinerlei qualitative Virulenzänderung des Syphilisvirus sich herausbildet. Jedenfalls ist eine solche nicht erweisbar; die mit gummösem Material an intakten Tieren erzeugte Krankheit unterscheidet sich nach keiner Richtung hin von der gewöhnlichen durch primäre oder sekundäre Syphilis erzeugten Krankheit. Wohl aber ist es von Einfluß auf das Impfprodukt, und damit komme ich auf die „Umstimmung“ zurück — wenn das Virus auf ein nicht intaktes, sondern auf ein bereits im Spätstadium der Syphilis befindliches Individuum einwirkt. Und ebenso wie die eigenen Spirochäten, so machen auch bei Reinokulationen fremde Spirochäten, falls sie überhaupt haften, eine der tertiären Umstimmung entsprechende tertiäre Affektion, wie dies Finger - Landsteiner experimentell an Tertiärsyphilitischen haben feststellen können. (Vergleiche auch Nagelschmidt, S. 8 und 9). Auf den Widerspruch dieser Versuche mit der bisher gangbaren Anschauung, daß Inokulationen bei noch Syphilitischen überhaupt nicht hafteten komme ich nachher zu esprchen.

III. Ich komme schließlich zur Frage der **Immunität bei Syphilis.**

Wenn man sonst bei den Infektionskrankheiten von Immunität spricht, so versteht man darunter den Zustand, daß ein Körper, welcher einmal die durch einen bestimmten Krankheitserreger erzeugte Krankheit durchgemacht hat, die Krankheit überwindet und nun für sein ganzes Leben oder wenigstens für eine gewisse, bald kürzere bald längere Periode gegen diese Krankheitserreger vollständig unempfindlich ist. Entweder ist der Körper dabei frei von den Krankheitserregern oder, falls solche in ihm leben, haben sie keinerlei schädigenden krankmachenden Einfluß auf den Organismus. Versucht man die Krankheitserreger von neuem in einen solchen „immunen" Körper einzuführen, so haften dieselben entweder gar nicht oder, falls sie eindringen und sogar im Körper zu leben und sich zu vermehren vermögon, so beeinflussen sie den Körper in keiner Weise.

Auch bei der Syphilis hat man von jeher von Immunität gesprochen. Bei genauerem Zusehen aber zeigt sich, daß dazu nach keiner Richtung hin eine wirkliche Berechtigung vorliegt.

Als Immunität bei Syphilis bezeichnet man in erster Reihe denjenigen Zustand, daß Menschen, welche einmal Syphilis durchgemacht haben, für eine zweite Infektion unzugänglich seien und als Beweis dafür sieht man an, daß wirkliche „Reinfektionen" so ungemein selten vorkämen.

Ferner aber bezeichnete man als Immunität den Zustand der absoluten oder wenigstens sehr starken Unempfindlichkeit der Haut gegen erneute Giftzufuhr und zwar auch in demjenigen Stadium der Krankheit, in welchem

noch Rezidive der Krankheit, also die alten Krankheitserreger noch
aktiv und wirksam sind, auftreten. Daß für diese Fälle die Be-
zeichnung „Immunität" falsch ist, liegt auf der Hand; denn man
kann unmöglich einen Körper, in dem sich unter dem Einfluß
der in ihm wohnenden Krankheitserreger Krankheitsprodukte
bilden, der also noch krank ist, als „immun" bezeichnen, wenn
auch Neuinokulationen eine Wirkung, verschieden von der bei
einem ganz gesunden Individuum entstehenden, hervorrufen.
Seit jeher haben ich und andere daher gegen diese Verquickung
der Begriffe wirklicher Immunität und veränderter Reak-
tionsweise der Haut gegenüber Neuimpfungen oppo-
niert. Ich selbst habe speziell auch immer darauf hingewiesen, daß
es falsch sei, Kranken gegenüber von solcher Immunität zu
sprechen und ihnen zu sagen, daß sie gegen alle Gefahren etwa
erneuter Giftzufuhr geschützt seien. „Richtig ist vor der Hand
nur, daß während dieser Zeit des Krankseins kein typischer Primäraffekt zustande kommt. Ob aber nicht eine Invasion von
Virus bei Neuinfektion stattfindet, ist eine offene Frage, die jedenfalls ohne weitere Untersuchungen nicht wird verneint werden
können. Praktisch hat dieses Verhältnis deshalb Bedeutung, weil
Ärzte wie Patienten zurzeit ohne weiteres an die Immunität nach
der Infektion glauben und letztere unüberlegt neuen Virusinva-
sionen sich aussetzen."

In der Tat haben die neuesten von Finger - Landsteiner
publizierten Versuche bewiesen, daß die gleichsam als Dogma hin-
gestellte Unempfänglichkeit der Haut syphilitisch kran-
ker Individuen gegen erneute Inokulationen nicht in
dem Maße existiere, wie man bisher annahm. In allen
Stadien der Syphilis konnten sie dem jeweiligen Stadium der
„Gewebsumstimmung" entsprechende Inokulationsprodukte erzeugen und haben damit die Richtigkeit der von uns seit jeher
vertretenden Hypothesen erwiesen. Je näher dem Zeitpunkte
der ersten Infektion die zweite Reinokulation vorgenommen wurde, desto deutlicher entwickelten sich die
Reinokulationsprodukte. Sie werden so lange typische
Sklerosen, als die Allgemeindurchseuchung und spezifische Gewebsumstimmung sich noch nicht vollzogen hat. Dann erscheinen sie als mehr oder weniger große Papeln, und zwar um so
entwickelter, je frischer die Syphilis, wobei ich der Tatsache, ob

sekundäre Formen schon da sind oder nicht, oder, wie bei niederen Affen, überhaupt nicht auftreten, weniger Bedeutung beilegen möchte, wie ich überhaupt glaube, daß man stets bei der Beurteilung des Syphilisstatus mehr das Alter der Erkrankung als die mehr oder minder von Zufälligkeiten abhängige An- oder Abwesenheit von erkennbaren Symptomen ins Auge fassen sollte.

Ist schließlich die „tertiäre Umstimmung", wenn ich so sagen darf, eingetreten, so bewirken die Spirochäten, sowohl originäre, wie neu bei Reinokulationen zugeführte, tertiäre Formen in auffälliger Übereinstimmung mit den an den betreffenden Patienten bestehenden Tubercula cutanea, Ulzerationsformen.

Mit Bezug auf die „Immunität", d. h. die Unempfänglichkeit gegenüber Neuinfektionen ist durch diese Versuche bewiesen, daß sie zwar nicht in absoluter Weise, aber doch in sehr weitgehendem Grade besteht. Denn von dem Momente an, in dem wir eine konstitutionelle Durchseuchung annehmen dürfen, sind die Reinokulationsprodukte schwerer erzeugbar; sie unterscheiden sich graduell ungemein von den an gesunden resp. noch nicht voll durchseuchten Individuen erzielbaren Primäraffekten und auch von typischen sekundären originären Papeln.

Ferner aber ist erwiesen, daß ein sehr wesentlicher Unterschied besteht zwischen den originären und den neu zugeführten Syphilisparasiten. Darüber, ob letztere sich vermehren und zu einer erneuten Durchseuchung des Körpers führen können, ist nichts bekannt.

Den sehr bemerkenswerten Unterschied zwischen den durch die eigenen schon im Körper befindlichen Parasiten erzeugten sehr reichlichen und stark entwickelten Krankheitsprodukten und den viel geringfügigeren Affekten, den neu zugeführte fremde Spirochäten herbeizuführen vermögen, hat man schon mehrfach betont und sich auch Erklärungsversuche dafür zurechtgelegt. Am wahrscheinlichsten erscheint die Annahme, daß die von der ersten Infektion herrührenden Spirochäten an die von ihnen selbst erzeugten Antikörper so gewöhnt, gleichsam gegen sie immunisiert sind, daß sie trotz dieser Antikörper sich reichlichst vermehren und immer von neuem ausgeprägte Erscheinungen hervorrufen können, während fremde, neu hinzukommende dem schädigenden Einfluß dieser Antikörper mehr oder weniger erliegen.

Ich möchte aber bemerken, daß der Unterschied zwischen der Wirkung der eigenen, von der ersten Injektion herrührenden, und der fremden durch eine Neuinfektion hinzutretenden Spirochäten vielleicht doch geringer ist, als es nach den vorliegenden Versuchen scheint.

Den Effekt der gesetzten Reinokulation beurteilen wir im wesentlichen nach den örtlich entstehenden Krankheitsprodukten. Da aber vergleichen wir bei unseren absichtlichen Reinokulationen möglicherweise Prozesse, die vielleicht wegen der Örtlichkeit, an der sie sitzen, von vornherein in viel milderer Weise sich entwickeln. Erste Inokulationen sitzen gewöhnlich an den Genitalien und an den Lippen, eventuell an Brustwarzen und Fingern, also an Örtlichkeiten, an welchen, vermutlich aus anatomischen Gründen, Luesprodukte sich in ganz besonders intensiver Weise entwickeln, während die absichtlichen Reinokulationen gewöhnlich an ganz anderen Körperstellen, die vielleicht von vornherein zur Bildung spezifischer Produkte weniger geeignet sind, angelegt werden.

Die bei tertiärer Lues von Finger-Landsteiner gemachten Reinokulationen sind insoweit klar, als es sich um noch sicher kranke Personen handelt. Hier sind bei Kranken im tertiären Stadium der Reinokulation tertiäre Formen gefolgt.

Wie aber sollen wir die gar nicht so seltenen bei alten Syphilitikern am Penis auftretenden Formen deuten, die einerseits durch eine absolut typische Induration an primäre durch frische Infektion bei syphilisfreien Menschen entstandene Infektionsformen erinnern, andererseits tertiären Charakters sind durch das Auftreten des charakteristischen Ulcus und die oft durch Jodtherapie zu erzielende Heilwirkung?

Mehrere Deutungen sind möglich. Es kann sich handeln:

1. Um eine frische Infektion an im latenten Spätstadium befindlichen Menschen. Bei der Neigung der an der Glans, im Sulcus coron. sitzenden Formen zu „indurieren", bildet sich eine typische Induration; aber entsprechend der tertiären Umstimmung entwickelt sich ein typisch-tertiärer ulzeröser Prozeß. Die Annahme der Neuinfektion stützt sich auf die fast regelmäßige und oft kontrollierbare Angabe, daß der Prozeß erst nach einem verdächtigen Koitus entstanden sei, und auch die Tatsache, daß erst nach längerer Inkubation das typisch indurierte Stadium sich entwickelt.

2. Kann es sich handeln um eine Provokation eines gummösen Prozesses, durch einen banalen entzündlichen oder sonstigen infektiösen Prozeß (z. B. Ulcus molle).

3. Kommt in Betracht Aufleben alter Syphilisnester, die von primären oder sekundären Formen an dieser Stelle zurückgeblieben sind und nun im tertiär umgestimmten Gewebe tertiäre Prozesse erzeugen.

Ich bin geneigt, diese Produkte meist nicht als ein gleichsam provoziertes tertiäres Rezidiv aufzufassen, sondern vielmehr als eine Neuinfektion auf einem noch in tertiärer Umstimmung befindlichen Individuum, entsprechend den Finger-Landsteinerschen Befunden. Die Tatsache, daß solche Prozesse nicht von typischer Allgemeinsyphilis gefolgt sind, hat natürlich nichts Überraschendes, denn es handelt sich entweder um noch „tertiäre" Menschen, oder es liegt die bei allen möglichen Infektionskrankheiten gemachte Erfahrung vor, daß zweite Infektionen anders, meist mit abgemilderten Symptomen, verlaufen, als die erste.

Mit dieser jetzt erwähnten Annahme aber berühre ich die Frage: hat die Anwesenheit der tertiären Gewebsumstimmung zur Voraussetzung die Anwesenheit von Spirochäten — wir sprachen von Reinokulationen auf nochtertiäre Menschen —, oder kann die Umstimmung eine Zeitlang bestehen bleiben, selbst wenn die erste Syphilis mit allen Spirochäten wirklich geschwunden ist? Bei Menschen ist die Frage vor der Hand nicht zu entscheiden und bei Affen wissen wir von tertiären Formen und Stadien noch nichts.

Aber ebenso unklar ist die Frage, ob es eine echte, durch Syphilis erworbene Immunität gibt.

Bisher stütst sich die Annahme einer erworbenen Syphilisimmunität auf das ungemein seltene Vorkommen wirklicher Reinfektionen. Diese Fälle von Reinfektion aber, wo also wirklich typische Primäraffekte mit nachfolgenden Sekundärerscheinungen bei einem und demselben Individuum sich zweimal im Leben entwickeln, beweisen nur, daß die Reinokulation ein Individuum getroffen hat, welches auch seine in der ersten Krankheit erworbene Umstimmung der Gewebe vollständig wieder verloren hat, so daß es auf die zweite Infektion gerade so, wie ein ganz intaktes Individuum reagieren kann. Aber das ungemein seltene Vorkommen der Reinfektion beweist nicht, daß die Seltenheit bedingt ist durch echte Immunität seitens eines von Krankheitserregern vollständig befreiten, also nicht mehr kranken

Körpers, sondern läßt immer die Annahme zu, daß die zweiten Infektionen nur deshalb nicht haften und demgemäß so selten vorkommen, weil es sich immer noch um Personen handelt, welche latente Giftherde beherbergen und die, wie wir ja gesehen haben, einen ziemlich hohen Grad von Hautunempfindlichkeit gegen Neuinokulation bewirken, besitzen.

Es ist nämlich besonders interessant, darauf hinzuweisen, daß in den Finger-Landsteinerschen Versuchen das Virus nur dann haftete, wenn es in ganz besonders sorgfältiger Weise und in großen Massen in die oberen Hautschichten deponiert wurde. Es ergibt sich so mit Bezug auf die Inokulationsfähigkeit und Infizierbarkeit der Haut zwischen intakten und bereits kranken Individuen derselbe Unterschied, wie zwischen gewissen niederen weniger empfänglichen Affenarten und den hochempfindlichen Schimpansen und Menschen. Während bei letzteren schon sehr leichte Läsionen genügen, um eine Haftung der Impfung zu gestatten, bedarf es bei niederen Affen viel energischerer Skarifikationen und Einbringung des Impfmaterials in Hauttaschen, wenn die Impfung gelingen soll.

So schwebt also die Behauptung, daß es eine echte wirkliche Immunität gäbe, in der Luft, und noch viel weniger weiß man, wie sie zustande kommt.

Die Anzweiflung der „Immunität“ und die Erwägung, daß das, was man vulgo „Immunität“ nennt, in Wahrheit „latente Krankheit“ sein kann, berührt natürlich die Möglichkeit „völliger Ausheilung“ gar nicht. Daß diese eintreten kann, beweisen ja in unzweifelhafter Weise die echten Reinfektionsfälle. —

Zur Klärung all dieser Fragen kann nun die experimentelle Forschung beitragen:

1. Weil wir bei den an Syphilis erkrankten und in einem bestimmten Zeitpunkt getöteten Tieren durch genaueste Untersuchung der Organe den wirklichen Status der Krankheit, besonders die Anwesenheit oder Abwesenheit von infektiösem Material, feststellen können, während wir beim Menschen auf die ja nur ganz unzureichenden klinischen Untersuchungen erzeugter Symptome angewiesen sind.

Wir kommen also auf diese Weise auch zur Lösung des Problems: Wann ist eine Syphilis wirklich geheilt? eines Problems, ohne dessen präzise Beantwortung wir keine, Therapie und Immunisierung ins Auge fassende Arbeit lösen können. Denn es muß immer wieder betont werden: weder am Menschen noch am Tier gewährt die klinische Beurteilung, insbesondere das Fehlen oder Ausbleiben von Symptomen irgend einen Anhaltspunkt für den wirklichen Wert unserer Heil- und Schutzimpfungsversuche.

2. Weil wir die am Affen erzeugte Syphilis allen möglichen, willkürlichen Bedingungen unterwerfen können.

a) indem man nicht „normales“, sondern in irgend welcher Weise modifiziertes Virus zur Imfung benützt.

b) indem man versucht, durch irgend welche Eingriffe beim Tier, sei es vor der Impfung, sei es nach der Impfung, den Tierkörper und damit den Krankheitsverlauf zu modifizieren.

Dies aber sind die Aufgaben aller Arbeiten, welche auf eine Schutzimpfung und auf die experimentelle Begründung der Syphilistherapie hinarbeiten.

Voraussetzung für derartige Versuche ist naturgemäß die genaueste Kenntnis des normalen Verlaufes der bei den Affen erzeugten Erkrankung. Was wissen wir darüber?

Es war ein Glück, daß gleich in den ersten Versuchen von Metschnikoff und Roux zwei Affenarten zur Verwendung gelangten, welche in der Tat einen großen Unterschied im Verlaufe der erzeugten Syphilis aufwiesen: die anthropoiden Schimpansen und die niederen Makakenarten. Da bei den Schimpansen mehrfach typische, disseminierte, sekundäre Erscheinungen beobachtet wurden, während bei den Makaken nur primäre Formen auftraten, mußte der Gedanke, daß die niederen Affen eine von der Schimpansenkrankheit prinzipiell verschiedene,. viel mildere, vielleicht sogar lokalisiert bleibende Syphilis akquirierten, auftauchen; und vielleicht entspricht diese Vermutung in gewisser Weise auch den Tatsachen. Aber die genauere experimentelle Prüfung hat ergeben, daß auch diese Verhältnisse höchst kompliziert liegen. Ich selbst habe von vornherein dieser Frage: ob man aus dem Auftreten oder Fehlen sichtbarer disseminierter sekundärer

Erscheinungen einen Schluß auf auftretende oder fehlende Generalisation ableiten dürfe, die größte Aufmerksamkeit gewidmet, und ich halte sie auch für den springenden Punkt des ganzen uns beschäftigenden und der experimentellen Forschung unterworfenen Problems.

Wie gesagt, schienen nach den bisher vorliegenden klinischen Erfahrungen nur die anthropoiden Affen eine generalisierte Syphilis zu bekommen; denn nur bei Schimpansen, Gibbons und Orang-Utans sind disseminierte Haut- und Schleimhautformen beobachtet worden, deren spezifischer Charakter nicht nur klinisch, sondern auch dadurch, daß man von ihnen wieder mit positiven Erfolge abimpfen konnte, sicher erwiesen ist.

In einer früheren Arbeit hatte ich berichtet, daß wir bei Orang-Utans nie sekundäre Erscheinungen beobachten konnten. Inzwischen sind aber in Batavia diesbezügliche Beobachtungen über Haut- und Schleimhautrezidive gemacht worden.

Abgesehen von den gewöhnlichen Haut- und Schleimhautformen sind allgemeine Erscheinungen, die vielleicht im Zusammenhang mit der Syphilisinfektion stehen, von Metschnikoff beobachtet worden. Bei zwei Schimpansen stellte sich ein reichliches ulzerierendes Exanthem ein, vermutlich durch sekundäre Mischinfektion des papulösen Syphiliseffloreszenzen bedingt. Bei einigen anderen wurden nervöse Störungen, Parese und Paralyse der hinteren Extremitäten beobachtet. Innere Organerkrankungen wurden nicht beobachtet, nur hin und wieder Milzhypertrophie.

Bei den niederen Affen haben weder wir, noch Metschnikoff, noch Finger-Landsteiner, noch Kraus, noch Hoffmann sichere disseminierte sekundäre Erscheinungen beobachtet.

Ganz neuerdings beobachteten wir einen Cercopithec. fuliginos. (Breslau 1906, Nr. 54) mit folgenden Erscheinungen:

Inokulation am 9. März 1906. (Cond. lata + Blutserum (1,5 ccm), Affe 14.) Primäraffekte am 1. April. — Vom 6. April bis 11. Juni zehn Injektionen à 10,0 ccm Syphilis-Blut. (Vom 3. Mai ab gutes Immunserum.) Die Injektionen wurden ausgesetzt, da das Serum präzipitierte.

Das Tier war in den nächsten Monaten (Juli, August) gesund.

In der ersten Woche des September traten ganz allmählich Änderungen in den Bewegungen des Tieres auf, die sich langsam und be-

ständig steigerten. Das Tier nahm die ihm einzeln gereichten Nüsse nicht mehr wie früher mit einem sicheren Griff, sondern zeigte eine anfangs kaum merkliche Ungeschicklichkeit dabei.

Vom 20. September an nahm das Tier einzeln gereichte Nüsse usw. nicht mehr. Es fiel bald auf, daß es bei Anruf die betreffende Person und die Nuß nicht fixierte, sondern nur ungefähr in der Richtung blickte.

In diesen Tagen machte sich auch zunehmend eine Ataxie bemerkbar. Das Tier kletterte mit ungeschickten Bewegungen vom Sitzbrett zum Boden des Käfigs herunter. Die Nahrung nahm es noch am gewohnten Platze.

Am 26. September hatte das Sehvermögen offenbar noch weiter abgenommen.

28. September. Der Augenbefund (Prof. Heine) ist folgender:

Die Temporalhälfte des N. opticus auf beiden Augen ist sehr blaß, die Nasalhälfte normal (rosenrot).

Zur Kontrolle wurden die Augen von vier ungefähr gleichgroßen Tieren derselben Gattung von Herrn Prof. Heine untersucht. Dieselben zeigten alle eine gleichmäßige rosenrote Färbung des ganzen N. opticus, so daß der Befund als sicher pathologisch zu deuten ist.

Die Pupillarreaktion auf Lichteinfall ist sehr schwach, doch ist das gleiche Phänomen bei den Kontrolltieren vorhanden.

Der Nervenbefund (Oberarzt Dr. Schröder) ist folgender:

Das Tier ist sehr hinfällig, kann nur mit Mühe auf allen Vieren laufen. Es sitzt gerne auf allen Vieren, torkelt aber auch dann, besonders wenn es eine Hand vom Boden entfernt. Bei Gehversuchen hochgradige Ataxie der unteren, aber auch der oberen Extremitäten und vor allem des Rumpfes.

Die Patellarsehnenreflexe sind beiderseits recht lebhaft. Die Achillessehnenreflexe sind nicht auszulösen (fraglich, ob pathologisch).

Die passive Beweglichkeit ist eher herabgesetzt als gesteigert. Von hemiplegischen Andeutungen oder isolierten Lähmungen ist nichts zu finden.

Die Sensibilität ist nicht einwandsfrei zu prüfen.

29. und 30. September: Zunahme der Ataxie und der Hinfälligkeit. Das Tier nimmt Nahrung nur, wenn sie ihm dicht vor den Mund gehalten wird, dann aber ganz reichlich.

1. Oktober: Es ist vielleicht eine Parese des rechten Hinterbeines vorhanden.

Von Krämpfen ist nie etwas beobachtet, ebenso nicht von Erbrechen. Die Kotentleerung fand nach Aussage des Wärters häufiger als bei anderen Tieren, fast bei jeder größeren Bewegung statt. Der Stuhl war bis zuletzt von normaler Konsistenz.

2. Oktober: Das Tier wird morgens tot im Käfig gefunden.

Sektion (Dr. Schröder): Weder Gehirn noch Rückenmark zeigen makroskopisch einen pathologischen Befund.

Lungen: In beiden Lungen einzelne größere verkäste Herde. Hochgradige Verkäsung der Bronchialdrüsen.

Leber: In ihrer ganzen Masse von zahlreichen linsen- bis erbsengroßen käsigen Herden durchsetzt.

Milz: Nicht vergrößert. Auf dem Durchschnitt normal.

Harnblase: ad maximum ausgedehnt, etwa faustgroß. Hoch in das Abdomen hineinreichend. (Blasenlähmung!)

Es handelt sich also um eine neben der Syphilis einhergehende allgemeine Tuberkulose. Örtliche makroskopische Prozesse im Gehirn oder Rückenmark sind weder durch die eine noch die andere Infektion erzeugt worden. Die mikroskopische Untersuchung ergab eine akute Hinterstrangerkrankung ohne spezifischen Charakter.

Es wird allerdings von Zabolotny behauptet, daß auch bei niederen Affen universell verbreitete Syphilide vorkämen — er spricht von „rapide verschwindenden" Eruptionen —; aber der Beweis, daß diese Effloreszenzen zur Syphilis gehören, ist nicht erbracht worden. Ehrmann sah einmal eine typische Iritis. Auch Siegel hat einen Mac. rhesus demonstriert, der an der inneren Seite der Oberschenkel, am Gesäß, an den Schamlefzen und an der haarlos gewordenen Schwanzwurzel eine große Anzahl von näßenden Papeln, an Handtellern und Fußsohlen schuppende Papeln aufwies.

Meine Zweifel gegenüber diesem Befunde gründen sich darauf:

1. Daß ich nie an mehreren Hundert Tieren etwas Ähnliches gesehen habe, während allerdings ekzematöse trockene und nässende Effloreszenzen häufig bei Affen, namentlich wenn sie in ungünstigen Ställen untergebracht sind, auftreten. Klinisch eine präzise Syphilisdiagnose zu stellen, halte ich bei solchen Eruptionen für unmöglich. Ohne Abimpfung ist meines Erachtens kein Urteil erlaubt.

2. Daß Siegel durch subkutane Injektionen die Syphilis erzeugt haben will, ein Impfmodus, der bei allen anderen Experimentatoren versagte.

Warum hat Siegel von den „sekundären" Effloreszenzen nicht weiter geimpft? Und warum hat er dies eine merkwürdige Tier nicht zur Probe kutan inokuliert?

In Batavia wurde nur ein einziges Mal von Halberstädter und Siebert eine an den Lippen auftretende ulzeröse Plaque bei einem niederen Affen beobachtet; die hiervon gemachte Abimpfung ist aber mißlungen.

Dagegen sind regionäre Rezidive, d. h. um die ursprüngliche Impfstelle herum sich entwickelnde annulär-serpiginöse

Formen häufig von uns, Finger-Landsteiner, Metschnikoff, Hoffmann gesehen worden; Formen, deren syphilitische Natur nicht nur durch ihre klinische Ähnlichkeit mit den vom Menschen her bekannten annulär-papulösen Prozessen, sondern auch durch positive Abimpfungen auf neue Tiere erwiesen ist. In einem Fall (54) trat sogar zweimal ein Rezidiv auf, das erste 44 Tage, das zweite 214 Tage nach dem Abheilen des Primäraffekts.

Derartige regionäre Formen kennen wir ja auch beim Menschen, sowohl in der kondylomatösen wie in der tertiären Periode als „proliférations locales in situ" (Hallopeau).

Da diese regionären Rezidive in einer Krankheitsperiode auftreten, in der Reinokulationen meist mißlingen, also die allgemeine „Immunität" bereits sich vollzogen hat, kann man sie den disseminierten sekundären Exanthemen gleichstellen. Vielleicht beruht das Nichtauftreten disseminierter Exantheme bei niederen Affen auf derselben (anatomischen) Eigenart der Körperhaut, welche auch das Nichthaften bei primären Inokulationsversuchen bedingt.

Klinisch schienen also nur die höheren Affen eine allgemeine Syphilis durch die Impfung davontragen zu können. Das **Experiment** lehrte aber, daß auch bei den niederen Affen eine allgemeine und, wir dürfen wohl sagen: konstitutionelle Syphilis sich entwickelte.

Der Beweis hierfür läßt sich erbringen

1. durch den Nachweis der Generalisierung der Parasiten und

2. durch den Nachweis der allmählich sich entwickelnden Resistenz der Haut gegen Reinokulationen.

Was die **Generalisierung** des Giftes anbelangt, so untersuchten wir die inneren Organe und das Blut zu verschiedenen Zeiten nach der Infektion auf Virusgehalt resp. Verimpfbarkeit auf neue Tiere. Es hat sich hierbei herausgestellt, daß eine große Menge von unübersehbaren Umständen den Ausfall des Experiments beeinflußten. Anscheinend ist die Durchsetzung der einzelnen Organe mit den Parasiten nicht immer eine reichliche und namentlich keine gleichmäßige. Als wir daher in den ersten Versuchen immer nur Gewebsstückchen aus Milz, Knochenmark usw. herausschnitten, um damit die skarifizierten Infektionsherde an den neuen Tieren einzureiben, mißlangen die Versuche viel häufiger als jetzt, wo wir mehrere Schnittflächen des ganzen Organes abstreichen oder den durcheinandergerührten Brei zur Verimpfung benützten. Anscheinend sind die Chancen, dabei die in einzelnen Herden verteilten Parasiten zu übertragen, größer. Es haben sich daher in den letzten Monaten die positiven Impfungen gegenüber den ersten Monaten auffallend vermehrt, ja fast regelmäßig sich eingestellt.

Bei den positiv ausgefallenen Blutimpfungen war das Blut sowohl in geronnenem wie in defibriniertem Zustand benützt.

Eine deletäre Einwirkung auf das Syphilisvirus scheinen septische, im Anschluß an Dysenterie und Darmkrankheiten sich entwickelnde Allgemeinkrankheiten zu entfalten; ich glaube es wenigstens auf diesen Umstand zurückführen zu müssen, daß gerade von den höheren Affen, die uns in den ersten Monaten leider in so großer Zahl an Dysenterie zugrunde gingen, die Abimpfung von den inneren Organen nie gelang, während sie in den letzten Monaten, in welchen die syphilitischen Tiere bei vollem Wohlbefinden getötet wurden, mehrfach gelungen ist.

Was die Versuche selbst anbelangt, so sind Schimpansen bisher noch nie auf Generalisierung des Giftes in den innern Organen untersucht worden.

Gibbons haben wir fünfmal untersucht, aber nur einmal ein positives Resultat mit Knochenmark erhalten. Von dreizehn Orang-Utan-Versuchen fielen aus dem oben angegebenen Grunde vor der Hand nur zwei positiv aus.

Orang-Utan 1001 (geimpft mit Passagevirus: Mensch auf Orang-Utan 174, dessen Primäraffekt auf cyn. 583, dessen Milz und Knochenmark auf Orang-Utan 1001) wird getötet am 215. Tage. Milz positiv bei drei Makaken, Knochenmark positiv bei vier Makaken und einem Orang-Utan.

Orang-Utan 1553 (geimpft mit menschlichem Primäraffekt). Am 23. Tage entnommenes Blut wird mit positivem Erfolge verimpft. Am 60. Tage wird das Tier getötet. Knochenmark erzeugt bei einem cyn. Primäraffekt (Inkubation 58 Tage). Bei einem Orang-Utan entsteht an der Knochenmarkimpfstelle am 62. Tage ein markstückgroßes tiefes Ulcus.

Niedere Affen wurden 93 mal untersucht. 41 mal wurde die Verimpfung vorgenommen auf höhere und niedere Affen, 12 mal nur auf höhere und 40 mal nur auf niedere.

Die Resultate ersieht man am besten aus der nachstehenden kleinen Tabelle:

Tabelle V.

Zahl der untersuchten niederen Affen	Resultate bei den geimpften höheren Affen	Resultate bei den geimpften niederen Affen	
		+	0
von 41 auf höhere und niedere Affen geimpften	8　+ 33　0	3 15	5 18
von 12 nur auf höhere	6　+ 6　0		
von 40 nur auf niedere Affen		20	20

Überblickt man die Tabelle, so fällt die große Regellosigkeit der Resultate auf, und es erhebt sich die Frage, ob, abgesehen von den oft erwähnten zufälligen Nebenumständen und Versuchsfehlern, durch den Krankheitsverlauf bei den verwendeten Tieren oder durch irgend welche Versuchsanordnung bedingte Umstände mitspielen.

Fassen wir zuerst die Dauer der Erkrankung vom Impftermine bis zum Tötungstage ins Auge, so sehen wir eine markante Differenz zwischen gelungenen und nicht-gelungenen Versuchen nicht zutage treten. Wir sehen sowohl bei den Blutimpfungen, wie bei den Organimpfungen ziemlich gleiche Krankheitsdauerzahlen bei den positiven wie negativen Resultaten.

Tabelle VI.

Organimpfungen von niederen Affen auf niedere Affen.

Die Ziffern bedeuten die Zahl der zwischen Infektion und Untersuchung liegenden Krankheitstage.

positive Versuche	negative Versuche
5 15, 18, 18 23 34, 34	5 14, 14, 15, 11, 11 27, 21, 21 38, 39

positive Versuche	negative Versuche
	44, 46, 49, 48, 44
55, 59, 54, 58	59, 59, 55, 58
68, 69, 69, 65	68, 65, 66, 61
70	72, 72, 78, 74, 70
93, 99, 95	
110, 113, 115	105, 119, 121, 126, 115
140, 140, 141, 154, 159	150, 142, 140
165, 170, 182	160, 163, 171, 180
214, 249, 278, 283	208, 234, 206, 206

Tabelle VII.

Blutimpfungen von geimpften Affen.

Die ersten, nicht eingeklammerten Ziffern bedeuten den Tag, an welchem, von der Impfung an gerechnet, die Blutuntersuchung vorgenommen wurde. Die eingeklammerten Ziffern bedeuten die zugehörigen Inkubationszeiten.

positiv	negativ
5 (22), 8 (28)	5, 5, 5, 8, 8, 9
14 (36), 15 (20), 15 (28), 18 (40)	12, 12, 13, 14, 14, 18, 18, 18
23 (36), 23 (49), 23 (70)	21, 23, 27
34 (31 bzw. 38, 31)	34
	43, 44, 44
	52, 55, 58, 58
63 (50)	61, 65, 69
71 (42 bzw. 50; 50), 72 (49)	70, 70, 71, 71, 71, 72, 78
135 (21)	105, 115, 126, 133, 140, 141
142 (28)	162
	207, 215, 244
283 (25)	259, 283, 284

Was das Impfmaterial betrifft, so befinden sich unter den auf Generalisierung des Giftes untersuchten Tieren teils solche, welche mit Menschensyphilis geimpft sind, teils solche, bei denen das Gift vorher durch eine Anzahl von Tieren passiert war. Bei letzteren sind zwei Kategorien zu trennen, indem zur Passageimpfung bald die Primäraffekte von Affen, bald ihre inneren Organe verwendet worden waren.

Tabelle VIII.

Organabimpfungen von mit Menschensyphilis geimpften Affen.

Versuchstier Nr.	Dauer der Krankheit zwischen Infektion u. Tötung bzw. Abimpfung. Tage:	positiv auf		negativ auf		Bemerkungen
		höhere	niedere	höhere	niedere	
12	121				0	
14	94	32				
17	105	25			0	
19	214		61	0		
20	66	56			0	
23	89	32				
24	72				0	
25	44				0	
26	234			0	0	
27	140	15	42			
46	77	27 bzw. 32				
59	208			0	0	
64	57	27 bzw .45				
68	192			0		
70	163			0		
74	165		61			
106	78				0	
205	171				0	
214 Hg	99			0	0	
355 Hg	93		36	0		
622 Hg	51	54				
1014 Hg	39			0	0	
1015 Hg	41			0	0	
986	59				0	
1114	59		30			
1267	14			0	0	
1268	14	36			0	Blut positiv auf niederen Affen.
1270	18	25	25			
1271	18		25, 40	0		
1272	23		20	0		Blut positiv auf Orang-Utan.
1273	23		20	0		
1035 Hg	55				0	
1040	55		46, 95			
265	249		35, 55			
991	69		27, 42, 55			
1209	68				0	
210	278		31			

Versuchstier Nr.	Dauer der Krankheit zwischen Infektion u. Tötung bzw. Abimpfung. Tage:	positiv auf		negativ auf		Bemerkungen
		höhere	niedere	höhere	niedere	
257	54		53			
1057	154		44			
1276	34		24, 38	0		
1278	34		24,31 bzw. 38	0		
407	113		28, 37, 43			
251	283		25			
1215	115		49			
799	135		27, 34			
1631	5			0	0	
1632	5		23	0		
1634	11			0	0	
1636	11			0	0	
1637	15	20			0	
1638	15	20	20			
1649	21			0	0	
1642	21			0	0	
1641	21			0	0	
1558	65		59	0		
295	206				0	
1303 Hg	142				0	
1170 Hg	115				0	
216 Hg	112			0		

Hier stehen sich 59 mit Menschensyphilis geimpfte Affen und 34 mit „Passagevirus" geimpfte Affen gegenüber.

Unter den 59 ersteren Versuchen sind 33 (56%) positiv und 26 (44%) negativ, unter den 34 der zweiten Serie 16 (47%) positiv und 18 (53%) negativ verlaufen, so daß es den Anschein hat, als wenn von den mit Menschensyphilis geimpften etwas häufiger eine Organimpfung möglich wäre, als von denjenigen Tieren, die mit Passagevirus geimpft waren.

Trennt man die 34 „Passagetiere", je nachdem die Passageimpfung von Primäraffekt zu Primäraffekt oder mit ein- und mehrfacher Zwischenschaltung von Organabimpfungen vorgenommen wurde, so finden sich bei 22 Organpassagetieren nur acht positive gegenüber 14 negativen Versuchen, während bei den 12 Primäraffekttieren acht positive auf vier negative kommen.

Tabelle IX.

Organabimpfungen von mit Affensyphilis geimpften Affen.

Versuchstier Nr.	Dauer der Krankheit zwischen Infektion und Tötung bzw. Abimpfung. Tage:	Impfung mit Organen niederer Affen				Impfung mit Primäraffekten niederer Affen			
		positiv auf		negativ auf		positiv auf		negativ auf	
		höhere	niedere	höhere	niedere	höhere	niedere	höhere	niedere
35	141		—	—	—	—	26	0	—
149	139		—	—	—	—	—	0	—
155 Jodipin	180		—	—	—	—	—	0	0
178	119		—	—	—	—	—	0	0
180	110		—	—	—	—	51	0	—
216	112		—	0	—	—	—	—	—
220 Hg	150		—	0	0	—	—	—	—
221	163		—	0	0	—	—	—	—
223 Hg	166		—	—	0	—	—	—	—
238	160		—	—	—	42	—	—	0
246	108		—	0	—	—	—	—	—
284	182		41, 19/26, 19/31	0	—	—	—	—	—

Bei letzteren finden sich also verhältnismäßig viel mehr positive Resultate, 66% gegenüber 36%.

Schon in meiner dritten Mitteilung hatte ich darauf hingewiesen, daß eine Anzahl von Versuchen die Deutung zuließen, daß in den inneren Organen der niederen Affen eine gewisse Abschwächung stattfände. Es war zwar verhältnismäßig leicht und regelmäßig gelungen, niedere Affen

445	493	521	532	583	973	974	1193	I	IV	V	VI	VII	1607	1536	1457 Hg	1201 Hg	1455 Hg	1684	1625	1624	1582
|	o	|	|	|	|	|	|	|	|	|	|	|	|	|	|	|	|	|	|	|	|
0	o	o	o	|	|	|	|	|	|	|	|	|	|	|	|	|	|	|	|	|	|
46, 56, 62 / 33/41, 41	—	21, 21	68, 68	|	|	|	|	|	|	|	|	|	|	|	|	|	|	|	|	|	|
|	|	|	|	42	|	|	|	|	|	|	|	|	|	|	|	|	|	|	|	|	|
|	|	|	|	|	o	o	o	|	|	|	|	|	|	|	o	o	o	o	o	o	|
|	|	|	|	|	o	o	|	|	|	|	|	|	|	|	|	|	|	|	|	|	|
|	|	|	|	|	|	|	|	39, 59	29	28, 28, 42	35	28, 36, 36	39, 39	38, 38, 38 / 38, 46	|	|	|	|	|	|	45, 45, 45
170	72	68	159	68	38	65	59	|	|	|	|	|	70	58	126	206	140	55	58	70	69

wieder mit Primäraffekten anderer niederer Affen zu infizieren, dagegen mißlangen auffallend häufig Versuche, niedere Affen mit Milz und Knochenmark anderer niederer Affen kutan zu infizieren, während dieselben Organe bei höheren Affen mit Leichtigkeit typische Syphilis erzeugen.

Trotzdem bin ich noch lange nicht davon überzeugt, daß wirklich in den inneren Organen niederer Affen mit Sicherheit!

4*

eine Abschwächung des Virus erfolgt. Einmal ist mit der viel
größeren Empfänglichkeit der höheren Affen zu rechnen, andererseits aber mit den obenerwähnten Zufälligkeiten, welche gerade
bei der Abimpfung innerer Organe (jedenfalls mehr, als wenn
man Primäraffekte benützt) mitspielen, und da gerade diese Ver-
gleichsversuche in die erste fehlerreichere Periode unserer Batavia-
arbeit fielen, möchte ich doppelt vorsichtig sein. Andererseits
sind die Resultate merkwürdig genug, um eine ausgiebige Fort-
setzung diesbezüglicher Versuche zu rechtfertigen.

Auffallend in der Tabelle ist die große Zahl von mißlungenen
Versuchen, Organe niederer Affen auf höhere zu überimpfen.
Auf Gibbons ist das bisher sogar nie gelungen; aber auch unter den
Orang-Utans scheinen hin und wieder sehr schwer empfängliche
(vielleicht die alten?) Tiere sich zu befinden. Einige reagierten
erst auf eine zweite und dritte Impfung, andere reagierten gar
nicht, obgleich sie an verschiedenen Stellen mit Material ganz
verschiedener Provenienz geimpft wurden und obgleich dieses
Material hin und wieder an niederen Tieren, die sonst im großen
ganzen unempfänglicher sind, angingen. Man sieht, wie vorsichtig man die wechselnden Impfresultate beurteilen muß, und
daß immer erst nach reichlichster Wiederholung an größten Tierreihen brauchbare Schlüsse gezogen werden können.

Mit Organen resp. Blut geimpft wurden im ganzen 45 Orang-Utans.
Nur bei elf gingen die Impfungen an. Aber unter den 34 ohne Erfolg geimpften befinden sich 19, bei denen das Impfmaterial anscheinend frei
von Syphilisgift war, weil auch sämtliche andere mit demselben Material
geimpfte Affen syphilisfrei blieben.

Metschnikoff und andere (Goldschmidt) haben darauf hingewiesen, daß es unter diesen Umständen unzweckmäßig sei, mit Orangs
und Gibbons zu arbeiten, und daß ich als Arbeitsstation besser nicht Batavia, sondern das Schimpansenland, Westafrika, gewählt hätte. Bei der
Abwägung: Westafrika oder Java? kommt aber nicht nur die Tierfrage
in Betracht, sondern auch die Frage der Beschaffung des Syphilis-
materiales, und nach allen von mir eingezogenen Erkundigungen wäre
Westafrika von letzterem Standpunkt aus betrachtet, höchst unzweckmäßig gewesen, wobei noch in Betracht kommt, daß auch die Beschaffung
der Schimpansen und der übrigen niederen Affen in Westafrika durchaus
nicht so leicht ist, als die allermeisten es sich vorstellen.

Was die Organe betrifft, in denen das Virus festgestellt
werden konnte, so haben sich Milz, Knochenmark, Drüsen
und Hoden als Parasitenherde feststellen lassen; die übrigen

Körperorgane erwiesen sich als steril. Anscheinend (siehe Tabelle X) ist das Knochenmark am häufigsten Sitz des Virus. Die Hoden erwiesen sich hin und wieder infektiös, wo Milz- und Knochenmarkimpfungen versagten. Es wäre denkbar, daß die Hoden ganz besonders gern und lange als Depot des Virus funktionierten.

Tabelle X.

Anzahl der Versuche	Impfungen mit			
	Milz	Knochenmark	Drüse	Hoden
5	4	3	2	3
6	4	6	2	
6	2	2		3
29	20	29		
Sa.: 46	30	40	4	6

Wir haben jedoch neue Serien von Impfungen in Angriff genommen, um sicher zu sein, daß das Fehlschlagen der Lungen- usw. Impfungen nicht nur auf die obenerwähnten Zufälligkeiten beim Impfen selbst zurückzuführen sei, sondern auf wirkliches Freisein der Lunge, der Niere, des Gehirns, des Rückenmarks usw. von Parasiten. — Die Nebenniere haben wir bisher nicht besonders geprüft; da aber Spirochäten in der Nebenniere auch bei akquirierter Syphilis gefunden worden sind, wird man diesen Organen noch besondere Aufmerksamkeit schenken müssen. Im Knochenmark niederer Affen hat Schaudinn, in der Milz Zabolotny Spirochäten nachgewiesen.

Aus den mitgeteilten Tatsachen geht hervor, **daß wir bei allen Affen, sowohl bei den höheren, wie bei den niederen, mit einer Generalisierung des Virus zu rechnen haben, und daß die klinische Beobachtung nach keiner Richtung hin ausreicht, um den wirklichen Status der Parasitenverbreitung im Körper festzustellen.**

Was erweist denn aber die Tatsache, daß bei den Affen eine solch reichliche Verteilung des Virus sich vollzieht und daß das Virus so lange im Körper verharrt? Vom Menschen wissen wir bereits aus dem Auftreten tertiärer Erscheinungen — unter Umständen Jahrzehnte nach der

Infektion und nach jahrelangen Latenzperioden —, daß solches im Körper weilende und in irgend welchen Herden abgelagerte Gift vollvirulent bleibt und der Ausgangspunkt neuer Prozesse werden kann. Der Mensch ist also, so lange er überhaupt noch Syphilisparasiten in sich beherbergt, gefährdet und Krankheitsrezidiven ausgesetzt.

Ob dagegen die Anwesenheit der Syphilisparasiten im Körper der Affen für dieselben eine ähnliche Bedeutung hat, wissen wir noch nicht; es könnte sehr wohl sein, daß, wie bei gewissen Trypanosomenkrankheiten alle oder wenigstens die niederen Affen gegen ihre Syphilisparasiten vollständig unempfänglich würden, so daß die Parasiten dann nur die Rolle von unschädlichen Schmarotzern spielten. Ob irgend eine Beziehung der Parasitenanwesenheit zu der später zu besprechenden „Immunität" besteht, ist gleichfalls noch gänzlich unbekannt.

Ebenso möchte ich noch einmal nachdrücklich darauf hinweisen, wie vorsichtig negativ-ausfallende Organprüfungen verwertet werden dürfen.

Für praktisch-diagnostische Zwecke am Menschen haben die Untersuchungen über die Generalisierung der Affensyphilis leider noch gar kein Resultat zutage gefördert. Wie weit oder richtiger: wie wenig bisher die experimentelle Syphilis für diagnostische Untersuchungen verwertbar ist, habe ich bereits oben bei den Blut-, Sperma- usw. Impfungen besprochen.

Es ist hier wohl der geeignete Platz, über die von Wassermann, Bruck und mir gemeinschaftlich begonnenen **serodiagnostischen Untersuchungen** zu berichten.

Serodiagnostische Untersuchungen.

A. Wassermann und Bruck hatten bekanntlich darauf aufmerksam gemacht, daß es mit Hilfe der von Bordet, Gengou, Moreschi, Max Neisser und Sachs beobachteten sogenannten Komplementablenkung gelingt, in Organextrakten und Körpersäften einerseits das Vorhandensein gelöster Bakteriensubstanzen, andererseits die Anwesenheit der entsprechenden vom Körper erzeugten spezifischen Antikörper nachzuweisen. Die Reaktion besteht kurz gesagt darin, daß gemischt wird ein „hämolyti-

sches System" mit dem spezifischen „Antigen"-Antikörper-
gemisch". „Antigen" ist der spezifische, von den Krankheitserregern gelieferte, die Antikörper erzeugende Krankheitsstoff.

Das hämolytische System besteht aus drei Faktoren:

1. Aus Hammelblutkörperchen.

2. Dem sogenannten „hämolytischen Zwischenkörper" oder
„Amboceptor" oder „Immunserum"; in unserem Falle inaktiviertes
Serum eines Kaninchens, welches mit Hammelblut vorbehandelt
worden ist. Bringe ich die Hammelblutkörperchen in das Serum,
so bleiben sie ungelöst.

Vervollständige (kompletiere) ich dagegen 1 und 2 zum geschlossenen System durch Zusetzen von

3. Komplement (in unserem Falle: frisches normales Meer-
schweinchenserum), so lösen sich jetzt die Hammelblutkörperchen
in der Gesamtmischung. Das Komplement 3 muß also die Kette
1 + 2 schließen, um Lösung der Blutkörperchen herbeizuführen.

Mische ich aber zuerst gewisse Mengen von

4. Antigen, in unserem Falle syphilisstoffhaltige Flüssigkeit, und

5. Syphilisantikörper, und bringe Komplement (3) hin-
zu, so bildet sich, wie aus sonstigen Versuchen feststeht, eine
Kette 3 + 4 + 5. Ist dies geschehen, dann kann 3, wenn ich
nun nachträglich 1 + 2 zusetze, nicht mehr die Kette 1 + 2
schließen (es ist „abgelenkt" worden), und dann bleiben, wie wir
ja oben gesehen haben (wenn nicht 1 + 2 + 3 zustande kommt),
die roten Blutkörperchen ungelöst, resp. es tritt Hemmung der
Hämolyse ein.

Macht man also in geeigneter Weise diese Reaktion, so kann
man aus dem Auftreten oder Ausbleiben der Hämolyse
schließen, ob 4 + 5 gemeinsam im Gemisch war. Ist
nur 4 oder nur 5 anwesend, so kann sich die Kette 3 + 4 + 5
natürlich nicht bilden. Diagnostisch ist also diese Reaktion
verwertbar, wenn ich, um die Anwesenheit eines Syphilisanti-
körpers in dem Serum eines Syphilikers nachzuweisen, mit einem
sicheren (4) Syphilisantigen arbeiten kann, während ich umgekehrt zum Nachweis des Antigens über ein sicheres (5) Syphilis-
immunserum verfügen muß.

Wie stelle ich nun ein sicheres Syphilisantigen dar?
Indem, ebenso wie sonst Bakterienextrakte gemacht werden,

auch die Syphilisparasiten resp. sichere syphilitische Krankheitsprodukte extrahiert werden. Da wir über Spirochätenreinkulturen
nicht verfügen, muß man spirochätenhaltige Gewebe benützen:
Primäraffekte, breite Kondylome, oder, was noch besser ist, die
besonders an Spirochäten reichen Organe von hereditär-syphilitischen Kindern.

Das Immunserum wird auch nach Analogie anderer Im-
munsera dadurch hergestellt, daß Affen entweder vor der Infektion oder nach der Infektion Syphilismaterial in geeigneten
Zwischenräumen reichlich injiziert erhalten.

In der Tat gelingt es, einen positiven Ausfall der Reaktion
nachzuweisen, wenn man zu der oben besprochenen Mischung
$3 + 4 + 5$ nachträglich $1 + 2$ einbringt. Allerdings beweisen sich
in diesem Falle zwei unbekannte Größen: das vermutlich im
Extrakt vorhandene Antigen und der vermutlich im Immunserum
vorhandene Antikörper gegenseitig. Die Tatsachen lehren aber, daß
eben nur die gleichzeitige Anwesenheit dieser nach Analogie mit
anderen mikrobiologischen Versuchen vermuteten Stoffe notwendig ist, um einen positiven Ausfall der Reaktion, d. h. Hemmung der Hämolyse, herbeizuführen.

So einfach die Schilderung des Anstellens der Reaktion
klingt, so schwierig ist nicht nur die technische Durchführung
derselben, sondern auch ihre Beurteilung, da eine große
Menge von Fehlerquellen diese Beurteilung erschweren.
Denn die Komplementablenkung, d. h. also die Ablenkung von 3,
so daß die Kette $1 + 2 + 3$ nicht zustande kommt, kann auch
durch alle möglichen anderen Umstände erfolgen[1]). Es ist aber

---

[1]) Folgende Faktoren, die zu Fehlerquellen führen können, sind zu
berücksichtigen:

1. Ein Immunserum darf nur mit luetischem Antigen, nicht aber
mit normalem Material reagieren. (Ausschluß menschlicher Eiweiß-
präzipitine.)

2. Normales Serum darf (in der Regel) in den angegebenen quanti-
tativen Verhältnissen mit luetischem Material keine Reaktion zeigen.
Tut es dies in seltenen Fällen doch, so ist der Titer festzustellen, bis
zu dem das normale Serum Antikörper enthält.

3. Weder Immunserum, noch Antigen allein dürfen in der verwendeten Dosis Hämolysehemmung erzeugen. In zweifelhaften Fällen
und bei neuen und längere Zeit aufbewahrten Antigenen ist der
Titer festzustellen, bis zu dem das Serum und Antigen allein
hemmen.

hier nicht der Platz, diese Fragen eingehend zu erörtern, und ich verweise auf die teils schon erschienenen Arbeiten von Wassermann und von Bruck, teils auf eine ausführlichere Darstellung, die demnächst von Wassermann, A. Neisser und Bruck in der Zeitschrift für Hygiene erscheinen wird. Ich darf jedoch heute meiner persönlichen Überzeugung Ausdruck geben, daß die genannte Reaktion diagnostisch verwertbar und geeignet sein wird, eine sehr wesentliche Lücke unseres diagnostischen Könnens auszufüllen: **nämlich eine Scheidung zu machen zwischen latenten und geheilten Fällen.**

Ich will ganz kurz einige Resultate aus unseren Untersuchungsreihen mitteilen, um darzulegen, auf welche Erfahrungen mein Vertrauen auf die Bedeutung der sero-diagnostischen Reaktion sich stützt[1]).

In erster Reihe wurden untersucht Extrakte aus Geweben und Organen, welche nach ihrer Provenienz und ihrem Spirochätengehalt sicherlich Syphilisstoffe (Antigene) enthalten mußten. Die betreffenden Gewebe: Primäraffekte, breite Kondylome, die inneren Organe von hereditär-syphilitischen Kindern wurden möglichst frisch und steril gut zerkleinert. Die zer-

---

4. Der hämolytische Ambozeptor muß auf seine Wirkung hin genau austitriert sein und es muß stets nur mit der zweimal komplet lösenden Dose desselben gearbeitet werden. — Von Zeit zu Zeit ist eine erneute Austitrierung des längere Zeit aufbewahrten Ambozeptors vorzunehmen. —

5. Sämtliche zur Reaktion verwendeten Reagentien müssen völlig klar und das Komplement stets frisch entnommen sein.

6. Das Hammelblut ist vor dem Gebrauch gut zu waschen; es darf nicht allzuoft eine Blutentnahme bei demselben Tiere vorgenommen werden.

1) Bei der Durchführung der Versuche hatte ich mich der Unterstützung sehr zahlreicher Kollegen, die mir Material zur Verfügung stellten, zu erfreuen. Ihnen allen, den Herren Alter (Leubus), Arnold (Heidelberg), Asch (Breslau), Bauer (Stettin), Baumm (Breslau), Bonhoeffer (Breslau), Brieger (Breslau), Fr. Chotzen (Breslau), Epstein (Prag), E. Fränkel (Hamburg), v. Franqué (Prag), Garré (Breslau), Hahn (Breslau), Hannes (Breslau), Harttung [Breslau], Herxheimer (Frankfurt a. M.), Hübner (Frankfurt a. M.), Köstlin (Danzig), Krause (Breslau), Küstner (Breslau), Lichtheim (Königsberg), Clemenz Neisser (Bunzlau), Ernst Neisser (Stettin), Nonne (Hamburg), Poten (Hannover), v. Rosthorn (Heidelberg), Salge (Dresden), Schallehn (Stettin), Schröder (Breslau), R. Stern (Breslau), v. Strümpell (Breslau), Tietze (Breslau), Voemel (Frankfurt a. M.), Zinsser (Köln), sage ich meinen herzlichsten Dank.

kleinerten Massen wurden dann in vollständig sauberen, aber ohne Zusatz von Säure u. dgl. gereinigten Glasgefäßen in die Extraktflüssigkeit (1000,0 Wasser, 8,5 Kochsalz und 5,0 Karbolsäure) gebracht, und zwar ein Teil Gewebsmasse auf vier Teile Flüssigkeit. Der gesamte Brei wird dann 24 Stunden lang im Schüttelapparat geschüttelt, die Flüssigkeit abgegossen, zentrifugiert und auf diese Weise von allen festen Bestandteilen nach Möglichkeit befreit.

Das Untersuchungsresultat ergibt die nachstehende Tabelle, **d. h. regelmäßig Antigenbefund da, wo sicher syphilitisches Material der Untersuchung unterworfen wurde; negative Resultate nur in Fällen, wo das Ausbleiben der Reaktion mit großer Wahrscheinlichkeit von vornherein erwartet werden konnte.**

Gegenüber diesen Untersuchungen von Syphilismaterial stehen **14 Untersuchungen von nicht-syphilitischen Geweben und Organen, welche allesamt negativ ausfielen.**

Tabelle XI.

Organextrakte syphilitischer Gewebe.

Sichere kongenitale Syphilis	29 Fälle	29 mal positiv
Placenten von diesen Geburten . . .	17 „ {	13 „ positiv 4 „ negativ
Primäraffekte	5 „	5 „ positiv
Condylom. lata	9 „	8 „ positiv

(1 mal falsch zubereitet)

Primäre Drüsen	4 „	4 „ positiv
Verdächtige Drüsen	2 „	2 „ positiv

(Blutuntersuchung beide Mal positiv)

Tertiäre Prozesse	5 „	5 „ positiv
Gehirne von Paralytikern	7 „	7 „ negativ

Die Untersuchung von Gewebsextrakten von **normalen**, nicht mit Syphilis geimpften **Affen** verliefen jedesmal **negativ**, ergab keine Antigene.

Was die **Organe von syphilitischen Affen** betrifft, so scheint es, als wenn Antigene nur in frühen Zeiten nach der Infektion nachweisbar wären und nachträglich wieder verschwänden, wenn nicht auf subkutanem Wege nachträgliche Zufuhren stattfänden. Auch die Art etwaiger Vor- und Nachbehandlung mit Syphilisstoffen ist anscheinend nicht ohne Einfluß.

Tabelle XII.

Organextrakte von syphilisinfizierten Affen.

Bei kutan infizierten Affen war die Reaktion
positiv: am 25., 42., 46., 46., 54., 63. Tage;
negativ: am 82., 85., 95. Tage.

Bei kutaner Infektion und nachträglicher subkutaner Zufuhr von

1. Syphilisblut der sekundären Periode: negativ am 92., 128.,
   204. Tage, positiv am 290. Tage (sehr reichliche und
   häufig wiederholte Injektion.
2. Syphilisgewebe und Organe: positiv am 268. Tage.
3. Syphilisgewebsextrakt: positiv am 74., 105. Tage.
4. Syphilisblutextrakt: negativ am 154. Tage.

Bei nur subkutaner Zufuhr von Gewebe oder Extrakt war
die Reaktion negativ.

Hohe Krankheitsdauerzahlen mit positiver Reaktion findet man also nur bei nachbehandelten Tieren.

So wichtig die geschilderten Organuntersuchungen für wissenschaftliche Zwecke sind und zu werden versprechen, so leisten sie doch selbstverständlich für unsere praktisch-diagnostischen Bestrebungen am Menschen gar nichts.

Wir haben uns demgemäß der **Untersuchung des Blutes** zugewendet. Hierbei ist streng zu scheiden die Untersuchung des Blutextraktes auf Antigene und die Untersuchung des Blutserums auf Antikörper.[1])

An der diagnostischen Bedeutung des Antikörpernachweises ist nun, soweit die bisherigen Versuche überhaupt ein Urteil zulassen, nicht zu zweifeln. Antikörperanwesenheit scheint zu bedeuten, daß wir es mit einem Organismus zu tun haben, der von

---

[1]) Hierzu braucht man:

a) Blutserum. Zu diesem Zwecke läßt man in ein großes Reagensglas etwa 5 bis 10 ccm Blut einfließen und schmilzt das Röhrchen unmittelbar hinterher zu.

b) Blutextrakt. Zur Herstellung des Extraktes läßt man etwa 2 bis 5 ccm Blut einlaufen in ein Reagensglas in welchem sich die gleiche Menge folgender Flüssigkeit:

Aqua destill. 1000,0

Kochsalz 8,5

Karbolsäure 5,0

befindet. Auch dieses Gläschen ist dann zuzuschmelzen.

Syphilis durchseucht worden ist. Ob freilich die Anwesenheit der Antikörper noch Krankheit bedeutet, darüber ist vor der Hand nichts auszusagen.

Viel schwieriger ist die Beurteilung der „Antigene", welche in den bisherigen Versuchen nur in Blutextrakten nachgewiesen wurden. Aber gerade damit, daß mit Extrakten gearbeitet werden mußte, in welche naturgemäß nicht nur die gesuchten Antigene, sondern auch alle möglichen anderen Stoffe der roten Blutkörperchen übergehen, kommen eine Menge von Nebenumständen in die Reaktion hinein und beeinflussen ihren Ablauf, welche zu Fehlerquellen allerart reichlichst Veranlassung geben können. Aber gerade wiederum, weil wir uns der vielen Fehlerquellen bewußt sind und die großen technischen Schwierigkeiten genau kennen, weil wir bei jedem einzelnen Versuch mit ihnen rechnen und uns gegen sie durch Kontrollen zu schützen suchen, glaube ich, daß unsere Extraktuntersuchungen resp. der Nachweis von Antigenen eine gewisse diagnostische Bedeutung beanspruchen können. Auch die nachstehenden Zusammenstellungen scheinen mir dafür zu sprechen, daß man sich auf den positiven Nachweis von Antigenen wird verlassen dürfen in dem Sinne, daß wir es mit einem noch kranken virusbeherbergenden Individuum zu tun haben.

Dagegen kann das Fehlen von Antigenen, zum mindesten bei einer einmaligen Untersuchung, nicht diagnostisch verwertet werden; denn wir finden in sehr zahlreichen Fällen keine Antigene im Blut, trotz ausgesprochenster Syphilis.

Geht aber nicht aus dieser Tatsache, daß Menschen mit floriden Exanthemen keine Antigene im Blut haben, hervor, daß die ganze Reaktion nichts beweist, und daß der von uns als positiv bezeichnete Ausfall auf andere zufällige Nebenumstände, die mit der Syphilis gar nichts zu tun haben, zurückzuführen ist?

In der Tat scheint es zurzeit höchst merkwürdig, daß ein Mensch, der sicherlich ungezählte Massen von Spirochäten in sich beherbergt, kein Antigen im Blute hat, während wir umgekehrt wieder bei Menschen viele Jahrzehnte nach der Infektion, die seit Jahren symptomfrei sind, Antigen nachweisen können.

Jedenfalls wird man schließen müssen, daß Antigen im Blute anwesend sein kann

1. ohne daß Spirochäten sich in demselben finden und

2. **daß trotz reichlichster Spirochätenanwesenheit
im Körper nicht zu jeder Zeit von ihnen herrührende
Stoffe sich im Blute befinden müssen.**

Es kann aber bei der bisherigen Unkenntnis über die
Größe des Antikörpergehaltes des im einzelnen Falle zum
Versuch verwendeten Immunserums eine negative Antigenreaktion
auch bedingt sein durch ein zu schwaches Immunserum. Und ob
wir ein schwaches oder ein starkes Immunserum verwenden, darüber
bleiben wir im Unklaren, weil wir wieder nicht genau bestimmen
können den Grad des Antigengehaltes in den zur Wertbemessung
des Serums verwendeten Organextrakten, zumal letztere nicht
nur von Fall zu Fall verschieden sind, sondern auch im Laufe
der Zeit an Stärke wechseln.

Wir haben jedoch in der letzten Zeit Versuche angestellt,
eine Wertbemessung der antikörperhaltigen Seren zu ermöglichen.
Zu diesem Zwecke wurde das antikörperhaltige Serum eines Lue-
tikers im Vakuum eingetrocknet und so als Standardserum auf-
bewahrt. Mit diesem an einem Standardantigen (hereditär-lue-
tischer Foetalextrakt) austitrierten Serum wurden andere zu
prüfende Seren auf ihren Antikörpergehalt bemessen. Das Verfahren ergab bisher stets konstante und zuverlässige Resultate,
doch sind die Versuche in dieser Richtung noch nicht zahlreich
genug, um etwas Definitives aussagen zu können.

Wertbemessung dreier menschlicher Seren auf Luesantikörper.

Vermischt mit	I 0,1 Standardserum	II 0,1 Serum eines se- kundären Luetikers	III 0,1 normales menschliches Serum
0,2 Standard-Antigen	völlige Hemmung	völlige Hemmung	komplette Lösung
0,1 „	völlige Hemmung	völlige Hemmung	komplette Lösung
0,075 „	völlige Hemmung	fast völlige Hem- mung	komplette Lösung
0,05 „	völlige Hemmung	inkomplette Lösung	komplette Lösung
0,025 „	fast völlige Hem- mung	komplette Lösung	komplette Lösung
0,01 „	inkomplette Lösung	komplette Lösung	komplette Lösung
0,005 „	komplette Lösung	komplette Lösung	komplette Lösung

Serum I = 1fach normal. Serum II = $^{1}/_{5}$ normal.

Was den ersten Punkt betrifft, so wissen wir bereits aus den mikroskopischen und experimentellen Blutuntersuchungen, daß das Blut meist frei von Spirochäten ist.

Man kann ferner den Nachweis erbringen, daß Antigene in das Blut übertreten können aus irgendwo im Körper befindlichen Spirochätenmassen. Brachten wir breite Kondylome in einem Kollodiumsäckchen in die Bauchhöhle eines Kaninchens, so konnten wir zwei Tage hinterher die spezifischen Antigene im Blute des Tieres nachweisen.

Ebenso erhält man eine positive Reaktion, wenn man Virus subkutan oder intravenös Tieren beibringt.

Nach Analogie wäre es also wohl denkbar, daß von irgend einem latenten Spirochätenherde aus Antigene zeitweise oder vielleicht dauernd in das Blut übergehen und daselbst nachweisbar sind.

Wahrscheinlicher ist es, daß die Antigene nur vorübergehend im Blute sich befinden. Es geht dies auch aus unseren später zu berichtenden Versuchen hervor; wenn man dasselbe Individuum mehrfach untersucht, so wechselt der Befund, sei es daß ein negativer Befund einem positiven nachfolgt oder umgekehrt.

Merkwürdig ist nur, wie gesagt, daß trotz reichlicher Spirochätenanwesenheit im Gewebe der Haut, der Drüsen und sicher auch anderer Organe keine Antigene aus diesen Spirochäten frei werden und ins Blut übertreten sollen.

Wenn aber der Befund der Antigene nicht an die Anwesenheit von Spirochäten im Blut gebunden ist, derart, daß bei der Blutextraktbereitung die Spirochäten selbst verarbeitet und ausgelaugt werden, dann müßten die Antigene im Blute sich gelöst befinden, und man sollte erwarten, daß sie im Serum nachweisbar seien.

Tatsächlich läßt sich das Antigen aber nicht im Serum auffinden, außer wenn das Serum selbst, bei längerem Stehen über dem Blutkuchen, gleichsam als Extraktionsflüssigkeit gewirkt hat.

Zuerst glaubten wir, daß, da das Serum bei 56° inaktiviert wird, vielleicht die Antigene durch diese Prozedur zerstört würden. Diese Vermutung erwies sich als falsch; denn man kann antigenhaltige Extrakte ohne weiteres auf 56° erhitzen, ohne daß die Reaktion dadurch gestört wird. So bleibt denn nur die Deutung übrig, daß die Antigene, wenn sie als chemische Körper in das Blut gelangen, an die Blutkörperchen gebunden und erst wieder bei der Extraktbereitung frei gemacht werden. In der Tat ist es uns einmal gelungen, normales Blut, welches keine Reaktion gab, durch Mischen mit antigenhaltigen Extraktflüssigkeit (nachträglichem Abzentrifugieren der beladenen Blutkörperchen und Extrahieren derselben) positiv reagierend zu machen. Es mußte also eine Art Beladung der normalen roten Blutkörperchen mit den in der Extraktflüssigkeit befindlichen Antigenen erzeugt worden sein. Bei Wiederholung jedoch mißglückte dieser Nachweis.

Es sind also, wie wir uns selbst am wenigsten verhehlen, noch eine große Menge von vollkommen unaufgeklärten Verhältnissen vorhanden. Und trotzdem kann ich nicht umhin, der sero-diagnostischen Blutuntersuchung schon jetzt eine Bedeutung beizumessen und zwar auf Grund der bereits vorliegenden Untersuchungsresultate. Dieselben sind folgende:

1. **Extrakte von normalem Affenblut ergaben bisher nie eine positive (Antigen-)Reaktion und normales Affenserum enthielt in der Regel keine Syphilisantikörper.** Es scheinen allerdings bis zu einem gewissen Grade Antikörper auch bei gesunden Affen vorzukommen, wie das ja bei allen spezifischen Substanzen der Fall ist.

2. **Ganz anders das Blut infizierter Tiere,** wie die nachstehende Tabelle XIII (S. 64—65) ergibt.

Besonders bemerkenswert war Versuch 121. Das Tier wurde am 10. August geimpft. Am 26. Tage, an welchem absolut kein Impfprodukt zu bemerken war, ergab die Blutuntersuchung: Antigen positiv, Antikörper negativ. — Nun aber blieb — ich kann sagen zu unserer größten und schmerzlichsten Überraschung — die Impfstelle weiter unverändert; auch am 55. Tage noch, obgleich die Blutuntersuchung wieder ein positives Resultat: diesmal Antikörper positiv, ergab. Endlich am 65. Tage erschien ein deutlicher Primäraffekt.

3. **Blutextrakte von unserer Ansicht nach nicht-syphiliskranken Menschen wurde 85mal auf Antigene untersucht; nur in fünf Fällen, die vor der Hand unaufgeklärt sind, ergab sich eine positive Reaktion.** Ob in diesen Fällen nicht doch eine latente gänzlich unbekannte Lues zugrunde liegt — ebenso wie bei so vielen tertiären Lueskranken —, haben wir nicht eruieren können.

Bei eben diesen 85 Fällen und noch sieben anderen dazu wurde das Serum auf Antikörper untersucht; in sämtlichen 92 Fällen mit negativem Befunde. Es wurden also im Serum gesunder

Tabelle XIII.

Die Ziffern bedeuten den Tag der Blutuntersuchung, gerechnet vom In-
die zweite auf

Nr. des Versuchs							
144	21 0 0	32 + +	43 0 0	54 0 0	64 0 0	73 0 0	—
84	—	—	—	—	—	—	85 0 0
121	26 + 0	—	—	55 0 +	—	—	—
53	dauernd Antikörper — frei; Antigenprüfung nicht vorgenommmen. Nachbehandelt mehrfach mit menschlichem Syphilisblut.						
171	—	34 0 0	—	51 0 0	—	—	—
170?	—	—	—	51 0 0	—	—	—
175	—	—	43 0 +	—	—	—	—
176	—	—	43 0 +	—	—	—	—
157	26 0 0	35 0 0	45 0 0	56 0 +	—	—	—
158	26 0 0	35 + 0	45 0 0	56 0 +	—	—	—
159	26 + 0	35 + 0	45 0 +	56 0 +	—	—	—
160	26 + 0	35 + 0	45 + 0	56 + 0	—	—	—
161	—	35 0	45 + 0	56 0 +	—	—	—
124	—	31 + 0	—	54 + 0	64 0 0	—	81 0 0
125	—	31 + 0	49 0 +	—	—	—	—
103	—	—	—	—	68 0 +	—	—
145	—	32 + 0	43 0 +	—	60 0 0 65 0 0	73 0 +	—
102	—	—	41 0 0	59 0 0	—	Reinokul. negativ	84 0 0
123	—	31 + 0	—	53 0 +	63 0 0	—	80 0 0
99	—	—	41 0 +	59 0 +	—	—	—
101	—	—	41 0 0	59 0 0	—	Reinokul. negativ	84 0 0
156	26 + 0	32 0 0	—	—	—	—	—
155	26 0 0	35 0 0	45 0 0	56 0 +	—	—	—
154	26 0 0	35 0 0	45 0 0	56 0 +	—	—	—
1	Nemestrinus. Inokuliert am 29./12. 1905. Am 13./1. 06 Primäraffekt. Von der 5. Injektion (dem 99. Krankheitstage) ab dauernd dem 13./8. beginnt das Tier abzumagern und hat am 21./8. es nochmals eine Injektion von Emulsion primärer Drüse. 20./9 06. Organ-Extrakt: Antigen negativ.						
17	Cynomolgus. Inokuliert 24./12. 05. Primäraffekt a. 19./1. 06. Sekundäre blutes à 10 ccm. Das Serum enthielt von der 4. Injektion am (188. Tag) bei zirka 20 maliger Untersuchung. Vom 12./7. ab körper negativ; am 10./9. (260. Tag) Antigen positiv, Anti- Gestorben am 7./10. 06. Organ-Extrakt positiv.						

Tabelle XIII.

fektionstage an. Die erste Angabe (+ oder 0) bezieht sich auf Antigene, Antikörper.

—	102 0 +	—	Splenektomie. Gestorben am 102. Tage.
—	—	—	Gestorben am 85. Tage. Organe 0. Keine Spiroch.
—	—	—	Vorbehandelt mit norm. Blutextrakt.
			Gestorben am 128. Tage: Organe: keine Antigene, keine Spirochäten.
—	—	—	Lues nicht absolut sicher.
—	—	—	
—	—	—	
—	—	—	157 und 158 hatten $^1/_4$ Stunde vor der Infektion unter die Augenbrauen subkutane Injektion von Immunserum erhalten.
—	—	—	159 ebenso, aber normales Affenserum.
—	—	—	
—	—	—	
94 0 +	100 0 +	—	
—	—	—	Nachträglich gestorben (Tuberkulose).
—	—	—	Nachträglich gestorben (Tuberkulose).
—	—	—	
96 0 0	—	—	Gestorben am 96. Tage. Organe: 0. Spirochäten: 0. Organverimpfung anscheinend positiv.
94 0 +	100 0 +	—	
—	—	—	Am 70. Tage negative Reinokulat. — Gestorben am 79. Tage; Organe 0, Spirochäten 0.
—	105 0 0	114 0 +	
—	—	—	Gestorben am 32. Tage. Organe: 0.
—	—	—	154 u. 155: Beeinflussung des Impfmaterials 1 Stunde lang in vitro durch Immunserum. — 156 ebenso
—	—	—	mit Normalserum.

Vom 24./3. bis 13./8. 06 12 Injektionen von Emulsionen primärer Bubonen. Antikörpergehalt bei ungefähr 10maliger Untersuchung des Serums. Nach (235. Tag) weder Antigen noch Antikörper im Blut. Am 24./8. erhält Am 10./9. (255. Tag) Antigen negativ, Antikörper positiv. Gestorben am

Papeln am 9./2. Vom 25./1. bis 12./7. 20 Injektionen frischen menschlichen Lues-3./3. 06 (dem 69. Krankheitstage) ab Antikörper und zwar dauernd bis zum 12./7. wird die Behandlung ausgesetzt. Am 21./8. (240. Tag) Antigen positiv, Antikörper negativ; am 4./10. (284. Tag) Antigen negativ, Antikörper positiv.

Menschen bisher nie Antikörper gefunden, wie dies einmal beim Affen der Fall war. Doch ist diese Möglichkeit nicht ausgeschlossen. In solchen Fällen wird es sich darum handeln, quantitativ den Titer festzustellen, bis zu dem normaler Weise solche spezifische Stoffe vorkommen können.

4. **Syphilisfälle wurden 262 mal untersucht,** darunter 163 mit vorhandenen primären, sekundären und tertiären Symptomen, 99 ohne Symptome teils im Früh- teils im Spätstadium. Die Resultate dieser Untersuchung ergibt die nachfolgende Tabelle.

Tabelle XIV.
Syphilis.

manifest			latent		Ins-gesamt	Anti-gene	Anti-körper
prim.	sekund.	tert.	Früh-stadium	Spät-stadium			
1	14	4	2	3	24	+	+
14	44	19	19	25	121	+	0
9	29	10	16	20	84	0	0
1	11	3	1	3	19	0	+
—	—	—	1	1	2	+	—
—	—	—	3	—	3	0	—
—	2	1	3	—	6	—	+
—	1	—	—	2	3	—	0
25	101	37	45	54	262		
163			99				

Fassen wir diese Ziffern zusammen, so ergibt sich, daß unter den 163 Fällen mit vorhandenen Syphilissymptomen sich 114 = 70% befanden, in denen die Reaktion, sei es auf Antigene, sei es auf Antikörper, positiv ausfiel.

Unter den Fällen aber, bei denen die Reaktion bei der ersten Untersuchung negativ war, sind neun, und zwar vier Fälle mit primärer und fünf Fälle mit sekundärer Syphilis, bei denen bei nochmaliger späterer Untersuchung die Reaktion positiv wurde, so daß sich die Ziffer von 114 auf 123 erhöht, d. h. auf 75,5% positive Reaktionen unter den 163 untersuchten Fällen mit manifester Syphilis.

Unter den Latentsyphilitischen, bei denen sich nun allerdings eine große Anzahl von Fällen mit 10 und 20 Jahre alter Syphilis befinden, haben sich 58, also 58% positive Reaktionen ergeben.

Fassen wir alle untersuchten 262 Fälle zusammen, so fand sich eine positive Reaktion 172 mal = 65,5% der Untersuchten.

Mir scheint, daß diese Ziffern schon an und für sich, namentlich aber im Vergleich zu den Untersuchungsresultaten gesunder Menschen den Schluß gestatten, daß ein positiver Ausfall der Reaktion wohl diagnostisch verwertbar ist. Positive Antigenreaktionen deuten anscheinend auf noch bestehende Spirochätenanwesenheit im Körper hin. Positive Antikörperreaktion ist nur in dem Sinne verwertbar, daß wir es mit einem zu irgend einer Zeit des Lebens infizierten Individuum zu tun haben, ohne daß wir uns vorläufig eine Vorstellung darüber machen können, ob wir es mit einem noch kranken oder vielleicht immunen Individuum zu tun haben.

Negativer Ausfall der Reaktion beweist natürlich gar nichts. Wenn irgend möglich, sind in solchen Fällen mehrfache Untersuchungen anzustellen. Wie bereits erwähnt, haben wir in zehn Fällen negative Reaktionen sich in positive verwandeln sehen, aber in 17 anderen Fällen positive in negative. Wären in diesen 17 Fällen die später gemachten negativen Untersuchungen die einzigen gewesen, so hätten auch sie zu einer falschen Deutung des Status führen können.

In fünf Fällen hatten wir Gelegenheit, Mutter und Kind mit Syphilis eines oder beider Teile zu untersuchen. Die nachstehende kleine Tabelle gibt über die Resultate Aufschluß.

Tabelle XV.

Mutter			Kind		
Klinische Diagnose	Antigen	Antikörper	Klinische Diagnose	Antigen	Antikörper
Frühsyphilis . .	+	0	Anscheinend gesund	0	—
Frühperiode latent	+	0	Papulöses Exanthem	+	—
Latente Syphilis; Infektion vor 5 Jahren; bereits Kinder mit hereditärer Lues	0	0	Keine Symptome	+	—
Frühperiode latent	+	0	Keine Symptome	0	0
Sekundäre Syphilis	0	0	Papulöses Exanthem	+	—

5*

Zu diesen Fällen mit sicherer Lues gesellen sich nun eine Anzahl von Fällen, bei denen eine absolut sichere Syphilisdiagnose nicht gestellt werden konnte, die aber mehr oder weniger verdächtig erschienen. Ich muß diese Fälle der Reihe nach aufzählen, um die Bedeutung der Blutbefunde an ihnen zu illustrieren.

Tabelle XVI.

Reg. Nr.	Klinischer Verlauf	Antigen	Antikörper
150	Tabes; in der Anamnese nur ein vor vielen Jahren vorhanden gewesenes Ulcus, weiß nichts von sicheren Syphilissyptomen . . .	+	0
165	Patient mit einer unklaren derben harten Geschwulst und Infiltration in der linken Seite des Kinnes, die von vornherein carcinom verdächtig ist, zugleich aber Ulzerationen zeigt, die an Syphilis erinnern. Während einer Quecksilber-Jodbehandlung heilen die Geschwüre zu, das gesamte Infiltrat schwindet und es bleibt nur ein scharf geschnittenes Carcinom zurück. Diagnose: Mischgeschwulst aus tertiärer Lues und Carcinom	+	0
236	Nach Anamnese und Aussehen Diagnose: Chancre mixte. Patient ist leider nur wenige Monate in Beobachtung geblieben .	+	0
450	Entspricht vollkommen dem eben berichteten Fall 236	+	0
256	Verdächtige Infektion mit Ulcus und Drüsenschwellung vor 10 Jahren. Bisher sonst keine Symptome. Erst einige Wochen nach der Blutuntersuchung entsteht ein ulzeröser Prozeß im Pharynx, der von angesehener laryngologischer Seite als tertiäre Lues diagnostiziert wird . . .	+	0
368	Iritis condylomatosa. Keine Anamnese. Befund ist absolut charakteristisch	+	0
369	Klinisch ungemein verdächtiger Befund an der Chorioidea, im Pharynx usw. Keine sichere Diagnose, keine Anamnese	+	0

Reg. Nr.	Klinischer Verlauf	Antigen	Anti-körper
451	Multiple Ulzerationen am Körper, die am allermeisten an maligne Lues erinnern; Befund aber nicht ganz typisch. Diagnose nicht sicher. Die sehr stark vergrößerten Lymphdrüsen werden exstirpiert. Der Lymphdrüsenextrakt gibt positive Antigenreaktion. Prompte Heilung unter spezifischer Behandlung	+	0
452	Psoriatiker mit auffallend starken Drüsen in der Inguinal- und Zervikalgegend, am Nacken. Von sicherer Syphilis nichts bekannt. Im Jahre 1863 ein etwas langsam heilendes Ulcus. Extrakt aus den extirpierten Drüsen ergibt positive Antigenreaktion	+	0
533	Plötzlich aufgetretene Occulomotoriuslähmung. Anamnese vollständig fehlend. Schnelle günstige Beeinflussung durch Quecksilber- und Jodbehandlung	+	0

In all diesen Fällen, in denen die Blutuntersuchung eine positive Reaktion gab, haben wir es mit Patienten zu tun, bei denen teils nach dem klinischen Status, teils nach der Anamnese und den sonstigen Nebenbefunden die Annahme, daß es sich um versteckte Syphilisfälle handele, keinem zu gewagt erscheinen dürfte. Ich darf wohl hier noch einmal daran erinnern, wie häufig wir tertiäre Syphilis finden, ohne daß die Anamnese auch nur den geringsten Anhaltspunkt für die vorausgegangene Syphilisinfektion bietet. Es kann demgemäß auch nicht überraschen, daß wir unter Umständen auch positive Blutreaktionen bei Fällen finden, bei denen die Syphilisdiagnose nicht mit aller Präzision gestellt werden kann und bei denen die Anamnese versagt.

Negativ verliefen die Reaktionen in folgenden Fällen:

286 Von vornherein unverdächtiges Ulcus molle.

288 Psoriasis mit Leukoplakie.

311 Ulcus penis, welches erst verdächtig erschien, im Verlaufe der Beobachtung sich aber immer mehr als reines Ulcus molle herausstellte.

337 Tumor cerebri; wurde nur versuchsweise einer antisyphilitischen Behandlung unterworfen.

579 und 605 Ulcus molle. Von vornherein nur sehr geringer
Verdacht, ob Kombination mit Lues.

603 Etwas verdächtig erscheinende Handtelleraffektion ohne
jede Anamnese und sonstige Symptome.

525 und 611 Impetiginöser Kopfausschlag, anfangs etwas
luesverdächtig, im späteren Verlaufe luesfrei. Zweimalige
Untersuchung.

626 Iritis plastica ohne Anamnese und sonstige Syphilissymptome.

365 und 289 zwei Tabesfälle ohne jede Anamnese.

Es war für uns natürlich von großem Interesse festzustellen,
ob die spezifische Behandlung mit Quecksilber und Jod
irgend einen Einfluß auf die Blutreaktion ausübe. Unter unseren
Kranken fanden sich 54, bei denen die Blutuntersuchung unmittelbar im Anschluß an eine längere Injektions- oder Ein-
reibungskur gemacht wurde. Das Resultat war:

35 mal Antigene +, Antikörper 0,
2 mal Antigene +, Antikörper +,
2 mal Antigene +,

also 39 positive Antigenbefunde gegenüber 14 negativen.

In einigen Fällen wurden vor und nach der Quecksilberbehandlung Versuche angestellt:

Antigen vor der Behandlung +, nach der Behandlung 0, 5 mal,
Antigen vor der Behandlung +, nach der Behandlung +, 7 mal,
Antigen vor der Behandlung 0, nach der Behandlung +, 5 mal.

Jedenfalls geht aus diesen Untersuchungen hervor, daß das
Quecksilber keinesfalls die im Blute befindlichen Antigene zerstört.

Quecksilberbehandlung bei Nichtsyphilitischen hat gar keinen
Einfluß.

5. Schließlich wurde noch **Spinalflüssigkeit** in einer Anzahl
von Fällen untersucht. Aus der nachstehenden Tabelle ergibt
sich, wie selten Antigene selbst in ganz sicheren Syphilisfällen,
ja sogar bei Syphilis des zentralen Nervensystems auftreten,
während Antikörper verhältnismäßig häufig und reichlich sich nachweisen lassen.

Vergleichsuntersuchungen mit Blut sind noch zu spärlich an der Zahl, als daß man irgend einen Schluß aus ihnen ziehen könnte.

Für die Frage des Zusammenhanges der Tabes mit der Syphilis ergibt sich nur

1. daß durch derartige Untersuchungen in einer Anzahl von Fällen, in denen die Anamnese sonst keinen Anhaltspunkt für Syphilis ergibt, teils durch Untersuchung von Spinalflüssigkeit teils von Blut Anhaltspunkte für die vorausgegangene Lues gefunden werden können, und

2. daß in solchen Fällen man sich nicht allein mit der Blutuntersuchung wird begnügen dürfen, sondern man eine Untersuchung der Spinalflüssigkeit wird vornehmen müssen.

Ob man aus dem Auftreten der Antigene oder Antikörper in der Spinalflüssigkeit auf einen besonderen spezifischen Prozeß in Gehirn und Rückenmarks schließen dürfe, ist zurzeit natürlich nicht zu sagen. Erinnern möchte ich nur daran, daß wir in sieben Fällen aus den Extrakten von Gehirnen von Paralytikern Antigene nicht nachweisen konnten.

Tabelle XVII.

Untersuchung von Spinalflüssigkeit.

Diagnose	Syphilis?	Antigen	Antikörper	Blut-Antigen	Blut-Antikörper
Paralyse . . .	ja	+	−		
	„	0	+		
	„	0	−		
	„	0	0		
	„	+	0	0	0
	ja	0	0	0	+
	unbekannt	0			
	„	0	0		
	„	0	+		
	„	0	+	0	0
„ verdächtig	„	0	+		
Tabes	ja	0	+		
	„	0	0		
	„	0			
	fraglich	0	+		
	„	0			

Diagnose	Syphilis?	Antigen	Antikörper	Blut-Antigen	Blut-Antikörper
Lues cerebri . .	ja	+			
	„	0	+	+	0
	„	0	0		
	„	0	0	0	0
Fraglich . . .	fraglich	0	0		
Ohne Sympt. .	L. secund.	0	+		
	L. tert.	0	0		
	Spätperiode latent	0	0		
	„	0	+		

Mit der Generalisierung des Giftes vollzieht sich, wie wir wissen, beim Menschen auch eine allmähliche „Immunisierung" derart, daß, je mehr die Krankheit fortschreitet, die Haut zuerst die Fähigkeit, typische Sklerosen zu bilden, verliert, und daß schließlich sogar von papulösen Neubildungen begleitete Impfungen nur unter Befolgung ganz bestimmter Maßnahmen (siehe oben S. 35) haften.

Man kann also demgemäß **Reinokulationen** benützen, um festzustellen, ob infolge einer vorausgegangenen Impfung bereits eine allgemeine konstitutionelle Durchseuchung des Tieres stattgefunden hat, oder ob vielleicht, wenn man einen späten Zeitpunkt wählt, die konstitutionelle Krankheit schon wieder verschwunden ist.

Wenn ich in den nachstehenden Zeilen von gelungenen Reinokulationen spreche, so meine ich nur solche, in denen wirklich typische indurierende Prozesse sich eingestellt haben; denn nur sie sind für die uns wesentlich interessierende Frage: ist schon konstitutionelle Krankheit eingetreten? oder ist sie schon wieder verschwunden? brauchbar. Unberücksichtigt lasse ich dabei die für die Entscheidung anderer Probleme wichtigen sekundären papulösen Prozesse, die als sekundäre Erscheinungen bei schon oder bei noch syphilitischen Individuen (im Frühstadium der konstitutionellen Krankheit) sich entwickeln können.

Auch bei diesen Untersuchungsreihen ist man großen Täuschungen ausgesetzt. Wie bei den ersten Impfungen von Tieren kann man auch bei Reinokulationen nicht mit absoluter Sicherheit darauf rechnen, daß jede Impfung haftet; manchmal erzielten wir einen Reinokulationseffekt erst das zweite oder dritte Mal. Freilich kann man hierbei die Frage aufwerfen, ob vielleicht die ersten Reinokulationen deshalb mißlangen, weil das Tier noch immun war, und die letzte einige Monate später deshalb anging, weil die Immunität inzwischen verschwunden war.

Tabelle XVIII.

Positiv ausgefallene Reinokulationen.

Versuchstier			Erste Inokulation			Reinokulation	
Nr.		Art	Material	Inkubationszeit Tage	Tage nach d. ersten Inokulation	Material	Inkubationszeit Tage
3		Orang	Mensch	40	32	Mensch	37
4		„	„	40	32	„	46
78		Gibbon	Mensch tert. Lues	67	51	P. A. cyn.	37
86	cyn.		Mensch	20	301	Mensch	33
136	„		cyn. P. A.	66	12	„	36
268	„		Mensch	28	28	„	34
269	„		„	29	3	„	51
272	„		„	34	5	„	25, 38
273	„		„	34	12	„	49
276	„		„	38	20	„	30
1448		Orang	Organ	49	65	P. A. cyn.	40
1486	„		Blut cyn.	31	44	„	31
1416	„		Organ	25	75	Mensch	21
1420	„		„	25	75	„	13
1440	„		„	20	70	„	36
1601	„		Blut Orang	35	56	„	25
1497	„		Organ	24	54	P. A. cyn.	31

Bei einer ganzen Anzahl von Versuchen (16) war bald die erste Impfung, bald die Reinokulation so unbedeutend oder so undeutlich entwickelt, daß der ganze Versuch unbrauchbar wurde, da man nicht wußte, ob man bei der ersten bzw. zweiten Impfung wirklich Syphilis erzeugt hatte.

Schließlich haben wir auch Tiere, die scheinbar ganz immun sind. Wir haben neun Tiere zweimal, zwei Tiere dreimal, ein Tier sogar fünfmal vergeblich, resp. ohne typische diagnostizierbare Syphilis zu erzeugen, inokuliert.

Tabelle XIX.
Negativ ausgefallene Reinokulationen.

Versuchstier		Erste Inokulation		Reinokulation		
Nr.	Art	Material	Inkubationszeit Tage	Tage nach d. ersten Inokulation	Material	
15	cyn.	—	Mensch	63	245	Mensch	
					426	,,	
18	cyn.	—	,,	38	428	,,	
12	cyn.	—	,,	47	32	,,	
					98	,,	
					104	,,	
27	cyn.	—	,,	53	27	,,	
					94	,,	
					99	,,	
76	cyn.	—	,,	53	206	,,	
126	cyn.	—	,,	17	129	,,	
127	cyn.	—	,,	35	304	,,	
128	cyn.	—	,,	17	129	,,	
240	cyn.	—	,,	35	121	,,	
267	cyn.	—	,,	28	32	,,	
218	cyn.	—	Orang P. A.	32	192	,,	
279	cyn.	—	,,	28	113	,,	
224	cyn.	—	Mensch	38	121	,,	
240	cyn.	—	P. A. cyn	35	121	,,	
339	cyn.	—	Mensch	17	194	,,	
366	cyn.	—	,,	66	108	,,	
413	cyn.	—	Hoden cyn.	40	170	,,	
415	cyn.	—	Mensch	28	194	,,	
930	cyn.	—	Generation P.A.	27	84	,,	
96	cyn.	—	Mensch	26	126	,,	
283	cyn.	—	Gibbon Knochenmark Milz	50	182	,,	
1186	cyn.	—	Organ	33	106	,,	
1195	cyn.	—	,,	56	106	,,	(zweite Impfung verdächtig; exzidiert und erfolglos verimpft)
1225	cyn.	—	Mensch	45	95	,,	
1411	—	Orang	Organ	25	28	,,	
1490	cyn.	—	,,	47	59	,,	
1518	cyn.	—	Mensch	56	8	(Autoinokulation, Blut)	
1721	—	Orang	Organ	20	31	Mensch	(bis 14/9 negativ)

Tabelle XX.

Reinokulationen mit fraglichen Resultaten.

A. Erste Inokulation unklar, Reinokulation positiv.

Versuchstier		Erste Inokulation			Reinokulation	
Nr.	Art	Material	Inkubationszeit Tage	Tage nach d. ersten Inokulation	Material	Inkubationszeit Tage
295	cyn.	P. A. Gibbon	? nicht abheilend; 40?	108	Mensch	30
296	„	„	40?	108	„	30
299	„	Muskel Gibbon	auffallend langs. heilend	316	P. A. cyn.	48 2. Reinokulation am 111. und 165. Tage mit Mensch - Syphilis negativ
630	„	Mensch	unklare Infiltrate nach 40 Tagen und langs. heilend	80	Mensch	25
888	„	P. A. cyn	unbedeutend. Infiltrat 27	94	„	29
956	„	Organ	21, undeutlich	78	„	24
969	„	Hoden cyn.	21, ?	78	„	36
1334	„	Blut cyn.	33, ?	85	„	13
1287	„	Mensch	51, ?	93	„	21
1446	„	Blut cyn.	70, ?	86	„	55

Unsere brauchbaren 50 Reinokulationsversuche betreffen also 45 Tiere. Bei 28 verlief die Reinokulation negativ; dreimal wurde die Reinokulation ausgeführt noch in der ersten Inkubation vor der Entwicklung des Primäraffekts, einmal während der Primäraffekt noch bestand, zweimal in späteren Zeiten. Die längsten Reinokulationstermine waren der 206., 245., 304., 426. und 428. Tag nach der ersten Impfung. Bei einem Tier wurden zweimal, bei zwei Tieren dreimal vergeblich Reinokulationen vorgenommen, bei einem Tier war die Reinokulation negativ am 111. und 165., dann aber positiv am 316. Tage.

Positive Reinokulationen sind siebzehnmal beobachtet worden; achtmal aber wurde die zweite Impfung in der ersten Inkubation vorgenommen, nur neunmal in späteren Zeiten.

Eine besondere Verkürzung der Inkubation nach der Reinokulation haben wir im allgemeinen nicht feststellen können, wie dies Finger-Landsteiner getan haben; ich habe aber schon oben darauf hingewiesen, daß wir die Inkubation gewöhnlich berechneten nach dem Zeitpunkt, in dem die Primäraffekte deutlich und typisch entwickelt waren, während Finger-Landsteiner den ersten Beginn des spezifischen Prozesses zugrunde legten.

Vergleichen wir nun die wirklichen Reinokulationen, worunter ich nur diejenigen Versuche verstehe, die genügend lange nach dem Auftreten und Abheilen des Primäraffektes, also in der bereits konstitutionellen Periode, vollzogen worden sind, so ergibt sich, daß Reinokulationen doch verhältnismäßig selten vorkommen; allerhöchstens siebenmal unter neunundzwanzigmal, wenn ich sämtliche Fälle zusammennehme, in denen die zweite Impfung nach der deutlichen Entwicklung des Primäraffektes gemacht worden ist. Rechne ich nur solche Fälle, in denen die zweiten Impfungen mindestens 60 Tage nach der ersten Impfung gemacht worden sind, so kommen auf 24 Impfungen sieben positive.

B. Erste Inokulation unklar, zweite negativ.

Versuchstier		Erste Inokulation			Reinokulation	
Nr.	Art	Material	Inkubations-zeit Tage	Tage nach d. ersten Inokulation	Material	Inkubations-zeit Tage
266	cyn.	Mensch	27 ?	182	Mensch	
315	„	„	17 ?	69	„	
922	„	Rezidiv cyn.	27 ?	101	„	
				207	„	
961	„	Organ	21 ?	95	„	
963	„	Hoden cyn.	21 ?	78	„	
1237	„	P. A. cyn.	43	87 (zugleich regionäres Rezidiv)	„	verdächtig nach 37 Tagen

Ob dieses Refraktärsein gegen Neuinfektion als echte Immunität oder als Ausdruck der noch bestehenden Krankheit aufzufassen ist, läßt sich natürlich im einzelnen Falle nicht entscheiden; jedoch sprechen die zahlreichen positiven Organempfindungen dafür, daß wir es in den bisher untersuchten Krankheitsperioden mit noch kranken Tieren zu tun hatten, wenn die Reinokulation fehlschlug.

Einige Male haben wir die **Organe solcher anscheinend immunen Tiere** untersucht; die Resultate waren folgendermaßen:

Tier 12. 11. März 1905 linke Braue und linke Brust geimpft mit menschlichem Primäraffekt.

20. April linke Braue infiltriert und schuppend.

27. April sehr deutlich infiltrierter, teils schuppender, teils erodierter fingernagelgroßer typischer Primäraffekt.

Drei Reinokulationen vom 12. April, 17. Juni und 23. Juni bleiben resultatlos.

Am 10. Juli, dem 121. Krankheitstage, Tötung. Die Organe werden auf zwei Tiere ohne Erfolg verimpft.

Wenn man aus den sehr spärlichen Organimpfungen etwas schließen will, war das Tier immun.

Tier 27. 16. März 1905 Impfung mit Plaques muqueuses an der linken Braue. Da bis zum 12. April sich keinerlei Zeichen bemerkbar machen, wird die rechte Braue mit menschlichem Primäraffekt geimpft.

8. Mai. Die zuerst geimpfte linke Braue zeigt einen linsengroßen geröteten, schuppenden, stark infiltrierten Primäraffekt. Die rechte Impfstelle vom 12. April ohne jegliche Erscheinung.

18. Juni Reinokulation der rechten Braue mit breiten Kondylomen.

23. Juni Reinokulation der linken Braue mit menschlichem Primäraffekt.

Die Reinokulationen bleiben vollständig negativ.

2. August. Am 140. Tage Tötung des Tieres und Verimpfung von Milz, Knochenmark und Hoden auf zehn niedere Tiere und zwei Gibbons. Nur ein Macacus cynomolgus reagiert auf die Impfung mit Hoden und ein Gibbon auf die Impfung mit Milz.

Das Tier war also nicht immun, sondern krank.

Tier 251. 21. Juli 1905 Impfung der linken Braue mit frisch exstirpierter Drüse eines Kranken.

22. Juli Exzidierung der Impfstelle. Wunde am 7. August abheilend; 12. August vollständig verheilt; 28. August ganz glatte, weiche Narbe.

9. September Narbe stark schuppend, fängt an sich blaurot zu verfärben; 13. September typisch ausgebildeter Primäraffekt; 30. September Primäraffekt abheilend.

14. Februar 1906 (nach 208 Tagen) Reinokulation mit exzidiertem Primäraffekt eines Orang-Utans. Keinerlei Erfolg.

15. März Impfung mit Blut auf zwei Tiere negativ.

28. April. Das Tier wird am 283. Krankheitstage getötet; Blut, Milz und Knochenmark ergeben positive Impfungen auf zwei Tieren.

Das Tier war also am 208. Tage der negativ ausfallenden Reinokulation nicht immun, sondern krank.

Tier 283. 21. Juli 1905 Impfung mit Knochenmark von Gibbon 78.

17. August geringes Infiltrat, welches sich allmählich verstärkt und blaurot verfärbt.

13. September (nach 50 Tagen) typischer Primäraffekt.

19. Januar 1906 (nach 182 Tagen) Reinokulation mit menschlichem Primäraffekt. Keinerlei Resultat.

24. April. Das Tier wird getötet, das Blut teils intravenös, teils kutan auf andere Tiere verimpft; die kutanen Impfungen (acht Tiere) bleiben resultatlos, die intravenös injizierten Tiere werden mit Erfolg kutan inokuliert.

Das Tier ist anscheinend immun gewesen, so weit man aus der negativ bleibenden Verarbeitung des Blutes (die Organe sind leider nicht verimpft worden) etwas schließen darf.

Orang-Utan 1001 wird am 25. Oktober 1905 mit Milz und Knochenmark von M. cyn. 583 geimpft.

6. Dezember beginnender, 14. Dezember sehr deutlicher Primäraffekt.

19. Januar 1906 (86. Krankheitstag) Reinokulation mit menschlichem Primäraffekt am Bauch rechts.

14. Februar. Diese Reinokulationsstelle derb infiltriert und oberflächlich erodiert. Ein Stück derselben wird exzidiert und sowohl auf Orang-Utan 1001, wie auf vier Makaken verimpft; alle Impfungen blieben resultatlos.

21. April Reinokulation mit menschlichem Primäraffekt.

28. Mai. Am 215. Krankheitstage getötet, Milz und Knochenmark auf vier Makaken und einen Orang-Utan verimpft; bei sämtlichen Tieren gehen die Organ-Inokulationen an. Blutimpfungen bleiben negativ.

Das Tier war am 21. April also nicht immun, sondern krank.

Orang-Utan 1553. 5. Mai 1906 Impfung mit breiten Kondylomen. Blutimpfungen am 13. Mai (8 Tage) und am 19. Mai (14 Tage) bleiben negativ. Blutimpfung vom 28. Mai (23 Tage) anscheinend positiv.

1. Juni typischer großer Primäraffekt.

2. Juni Reinokulation mit Primäraffekt eines M. cyn. Die Reinokulation bietet bis 4. Juli keinerlei Erscheinungen.

4. Juli (also am 60. Krankheitstage) Tötung des Tieres; Knochenmarkimpfung positiv.

Das Tier war am 2. Juni also noch krank, nicht immun.

Als spätesten Termin des Giftnachweises bei Tieren haben wir bisher den **284.** Tag festgestellt. Da wir oben bereits vergebliche Reinokulationsresultate vom **428.** Tage notiert haben, wird man wohl bei geeigneter Gelegenheit auch Organabimpfungen in sehr viel späteren Krankheitsperioden nachweisen können.

Nach welchen Gesetzen vollzieht sich die Verbreitung der Parasiten von der Infektionsstelle aus? Wann beginnt sie?

Zur Beantwortung dieser Frage können verschiedene Wege eingeschlagen werden:

1. Die örtliche Beseitigung der ganzen Infektionsstelle oder Vernichtung der Parasiten in dem Infektionsherde in verschieden späten Terminen nach dem Infektionsakt.

2. Die Anlegung zweiter Inokulationen, um festzustellen, ob die von der ersten Impfung sich vollziehende Durchseuchung und das damit verbundene Refraktärwerden der Haut ·gegen erneute Impfversuche sich beim Termin der Reinokulation schon eingestellt hat.

3. Der Nachweis verimpfbarer Parasiten jenseits der Impfstelle, also in den zugehörigen Drüsen und dann weiter im Blute und inneren Organen.

ad 1. Was die örtliche Beseitigung der Impfstelle betrifft, so ist bekanntlich schon längst die möglichst frühzeitige **Exzision** (eventuell Ätzung, Paquelinisierung, Heißluftverbrennung u. dgl.) zu therapeutischen Zwecken geübt worden. Leider waren die Resultate anscheinend gelungener Exzisionen wissenschaftlich-theoretisch nicht vollkommen verwertbar, weil der Einwand, daß man in solch glücklich verlaufenden Fällen vielleicht gar keine syphilitische Affektion exzidiert habe, nie ganz widerlegt werden konnte. Der Spirochätennachweis wird nach dieser Richtung hin sicherlich einen großen Fortschritt mit sich bringen; er ermöglicht in einer viel früheren Periode auch ohne klinische Symptome eine Diagnose und sichert sie in wissenschaftlich-einwandsfreier Weise.

Für die Beurteilung des Wertes der Exzision als therapeutische Methode und für die Beantwortung der Frage, wann die Einwanderung des Giftes in den Organismus beginnt, kommt aber auch in Betracht, daß je nach der Art der Läsion an der Infektionsstelle — und das betrifft ebenso die zufällige Infektion bei Kohabitation, wie die künstlich gesetzte bei unseren Experimenten — ganz verschiedene Einwanderungsbedingungen für die Parasiten vorliegen. Es kommen drei Möglichkeiten in Betracht:

a) Eintreten der Parasiten nur in die Spalträume des Rete
   Malpighii.
b) Eintreten in die Lymphräume des Papillarkörpers.
c) Eintreten sofort in die Blutgefäße.

Es liegt auf der Hand, daß in letzterem Falle die Chancen
für ein Gelingen der Absicht, den Gesamtorganismus vor der Einwanderung der Parasiten zu bewahren, bei jeglicher Lokaltherapie
der Infektionsstelle sehr ungünstig liegen, selbst wenn man sehr
zeitig eingreift. Die wechselnden Resultate der Exzisionsversuche
— an deren Wert ich glaube — erkläre ich mir auch aus diesen
Differenzen des ersten Parasiten eindringen sin die einzelnen Gewebe.

Und wonach soll man die Erfolge der Exzision und
sonstiger lokaler Präventivbehandlung beurteilen?

Es kann sehr wohl an der Infektionsstelle eine vollkommene
Parasitenvernichtung und dadurch auch ein lokaler Erfolg, d. h.
Ausbleiben jeder spezifischen Induration usw., erzielt werden. Ist
damit auch eine Garantie gegeben, daß nicht Parasiten längst
in die Blutbahn und inneren Organe oder Drüsen des Knochenmark eingewandert sind und dort sich vermehren und früher
oder später von diesen latenten Herden Rezidive erzeugen?

Bisher haben wir solche Generalisierungsuntersuchungen bei
mit positivem Erfolge exzidierten Tieren noch nicht angestellt,
ebensowenig in systematischer Weise die statt ihrer anwend-
baren und von Metschnikoff in seinen gleich zu erwähnenden
Präventivversuchon angewendete Reinokulationsmethode. Diese
Lücke muß jedenfalls ausgefüllt werden.

Unsere bisherigen Exzisionsresultate sind folgende:
Die Exzisionen hatten Erfolg

>   nach 10 Minuten bei Tier 1166 und 1167,
>   nach 30 Minuten bei Tier 1169 und 1170,
>   nach 2 Stunden bei Tier 1176,
>   nach 4 Stunden bei Tier 1178,
>   nach 6 Stunden bei Tier 1181 und 1182,
>   nach 12 Tagen bei Tier 257.

Die Exzision hatte keinen Erfolg bei allen übrigen Versuchen (251, 252, 258, 259, 260, 261, 263, 264, 265, 266), wobei
sich Tiere befinden mit 8 Stunden (260) und 14 Stunden (252).

Gar sehr ermutigend sind diese Resultate nicht. Trotzdem glaube ich nach wie vor den **therapeutischen Standpunkt** vertreten zu sollen, die Exzisionen überall, wo sie ohne besondere Zerstörung des Organes durchführbar sind, anzuraten. Aus der Glans penis, aus der Unterlippe werde ich freilich nie eine Exzision vornehmen, **wohl aber aus der Cutis penis, dem Präputium usw.** Stets aber werde ich, auch bei anscheinend gelungener Exzision, da wir noch nicht feststellen können, ob bei einem Menschen Heilung und Freisein von Syphilis oder nur Latenz vorliegt, **eine energische Hg-Behandlung in chronisch-intermittierender Weise vornehmen.**

Ungleich bequemer und, weil in noch früherer Periode nach der Infektion einsetzend, wirksamer, sind die von Metschnikoff-Roux empfohlenen **Präventivmaßregeln.** Metschnikoff und Roux haben bekanntlich festgestellt, daß bei einer großen Reihe von Schimpansen und niederen Affen und auch bei einem Versuche am Menschen die Syphilisinokulation mißlang, **wenn die Inokulationsstelle 1—20 Stunden hinterher mit einer 30 prozentigen Kalomelsalbe eingerieben, ja selbst leicht überstrichen wurde.**

Der Menschenversuch wurde an Dr. Paul Maisonneuve, der über die an ihm gemachten Beobachtungen seine Thèse veröffentlicht hat, gemacht und verlief folgendermaßen:

M. war weder mit erblicher noch mit erworbener Syphilis behaftet. Am 1. Februar dieses Jahres wurde in Gegenwart der Ärzte Queyrat, Sabouraud, Salmon folgendes Experiment von Roux und Metschnikoff gemacht: Zunächst links am Sulcus retroglandularis drei parallel laufende Einimpfungen. Das Virus, das hierzu verwandt wurde, stammte von einem Penisschanker eines Kranken aus der Abteilung des Dr. Humbert. Der Kranke hatte den Schanker schon einen Monat, außerdem zwei Bubonen.

Darauf wurde in derselben Weise eine Einimpfung auf der rechten Seite des Collum glandis vorgenommen, jedoch mit einem 9—10 Tage alten Virus gleichfalls von einem harten Schanker am Penis. Der Kranke, von dem das Gift entnommen war (Abteilung des Dr. Queyrat), hatte noch eine Leistenschwellung und hatte bisher keine Behandlung durchgemacht. Das Virus der beiden Kranken wurde an demselben Tage (1. Februar) vier javanischen Makaken in die beiden Augenbrauen eingeimpft, ferner einem Schimpansen, der jedoch zehn Tage nach dem Experiment an Pneumonie starb.

Eine Stunde nach der Einimpfung wurden die inokulierten Stellen bei M. und einem Makaken mit einer frisch bereiteten Kalomelsalbe (10:30 Lanolin) eingerieben. 20 Stunden nach der Einimpfung wurden die Augenbrauenbogen des zweiten Makaken mit derselben Salbe bearbeitet. Die zwei letzten Affen wurden als Kontrolltiere unbehandelt gelassen.

Ergebnis des Versuches: Zwei Tage nach dem Experiment weist der Sulcus retroglandularis des jungen Kollegen keinerlei Spuren von Entzündung auf. Mit der Lupe erkennt man deutlich die Skarifikationen, die wenige Tage später verschwinden. In der Folge zeigen sich am Rande der Vorhaut fern von der inokulierten Stelle kleine, mit Eiter gefüllte, herpesähnliche Bläschen, die jedoch ganz und gar nichts mit Syphilis gemein haben. Keine Schwellung der Leistendrüsen. Die Bläschen, die bei dem Doktoranden bisweilen schon früher aufgetreten waren, verschwanden im Verlauf von zwei Tagen. — Trotz monatelanger sorgfältiger Beobachtung ist bei M. auch nicht das geringste Zeichen von Syphilis nachweisbar. Diese Immunität kann nicht auf die Wirkungslosigkeit des benutzten Virus zurückgeführt werden.

Beweis: 17 Tage nach dem Experiment zeigen sich bei den beiden nicht mit der Salbe behandelten Kontrollaffen Primäraffekte an den Augenbrauenbogen. Von den mit Kalomel behandelten Makaken zeigt der 20 Stunden nach der Inokulation mit Kalomelsalbe behandelte — nach einer Inkubationszeit von 39 Tagen — den typischen Primäraffekt am rechten Arcus superciliaris. Der gleichzeitig mit M. behandelte Makake weist keinerlei Spuren von Syphilis auf.

Die von Metschnikoff-Roux berichteten Tatsachen lehren uns, daß es jedenfalls möglich ist, durch solche Präventivmaßregeln das Zustandekommen von Infektion zu verhüten, und daß bei Tieren auch dieser Fall anscheinend regelmäßig eintritt. Da nun auch bei einem Menschen ein gleicher Erfolg erzielt worden ist, so ist es unsere ärztliche Pflicht, speziell die von Metschnikoff-Roux erprobte 30prozentige Kalomelsalbe als Desinfektionsmittel für alle Fälle, die für eine Infektion irgend in Betracht kommen könnten, zu empfehlen.

Den Wert der örtlichen Virusbeeinflussung lehren auch Versuche von Lévy-Bing, der nachweisen konnte, daß unter dem kurativen Einfluß nicht nur einer merkuriellen Allgemeinbehandlung, sondern noch viel deutlicher einer merkuriellen Lokaltherapie die Spirochäten in syphilitischen Affekten rapide abnehmen.

Nur dürfen wir die Metschnikoff-Rouxsche Präventivmethode nicht als eine geradezu unfehlbar wirkende hinstellen, wie dies Maisonneuve schreibt.

Maisonneuve schreibt: „Es ist unbestreitbar, daß die präventive Anwendung der Kalomelsalbe bei den Individuen, die davon Gebrauch machen werden, den Ausbruch der Syphilis verhindern wird."

So weit kann ich nicht gehen. Der apodiktischen Anschauung Metschnikoffs widersprechen nicht nur die oben erwähnten aprioristischen Einwendungen; auch meine Versuche beweisen, daß nicht alle Versuche gleichmäßig ausfallen, und daß trotz Einfettungen und Waschungen Infektionen nicht regelmäßig verhütet werden; Versuchserfahrungen, die den in der Praxis beobachteten durchaus entsprechen.

In unseren Versuchen erzielten wir ein positives, d. h. **erwünschtes Präventiv**resultat bei Einwirkung von

Acid. carbol. pur.	1 Versuch
Sublimatlösung 2 : 1000,0	4 Versuche
„ 3 : 1000,0	4 „
Sol. argent. nitric. 5%	3 „
Brei aus Kalomel mit Kochsalzlösung	3 „
Kalomelol (30%)-Vaseline	1 Versuch
Kalomel (10%) mit überfetteter Seife	1 „
Waschen mit reinem Wasser 15 Minuten nach der Impfung	2 Versuche

Die Versuchsresultate waren negativ:

bei Jodoform	1 Stunde
„ „	1 „
„ Ungt. cinereum	1 „
„ „ „	10 Minuten
„ „ „	10 „
„ Sublimat 1 : 1000	1 Stunde
„ Kalomel-Kochsalzsalbe 10%	1 „
„ Kalomel-Wassersalbe 10%	1 „

In diesem Versuche haben gerade die Kalomelsalben versagt. Es ist aber wohl möglich — Metschnikoff legt darauf besonderes Gewicht —, daß die von uns gewählte 10 prozentige Mischung nicht genügend kräftig wirkt und man sich demgemäß an die 30 prozentige Salbe, die Metschnikoff-Roux empfohlen haben, halten muß.

Wieviel neben der chemischen Zusammensetzung das mechanische Moment der Fettung und Reinigung mitspielt, läßt sich nicht ganz übersehen. Jedenfalls deuten die mit reinem Wasser gelungenen Versuche darauf hin.

Stets wurde in derselben Weise wie sonst üblich, energisch skarifiziert, dann mehrere (3—5) Minuten das Infektionsmaterial, und nach einer Stunde das Desinfektionsmittel energisch eingerieben. Nur in einigen Versuchen mit Ungt. cinereum erfolgte der Abtötungsversuch schon nach zehn Minuten (ohne Erfolg!).

Was am Menschen gemachte Beobachtungen betrifft, so hat Gaucher einen Fall berichtet, in welchem ein Mann, der am 19. April 1906 einen verdächtigen Koitus vollzog und sich unmittelbar darauf das ganze Glied mit Kalomelsalbe einrieb (1 : 3), am 13. Juni einen kleinen syphilitischen Schanker im Sulcus coronarius bemerkte; am 17. Juli war die Roseola schon über den ganzen Körper verbreitet.

Ganz ebenso war bei einem zweiten Patienten Gauchers die energische Einreibung der 30 prozentigen Kalomelsalbe unmittelbar nach der Kohabitation wirkungslos.

Gegen meinen Einwand, der örtliche erzielte Erfolg beweise nicht eo ipso, daß auch die Generalisation mit verhütet sei, hat Metschnikoff mit Recht die Tatsache, daß er alle seine Tiere mit Erfolg nachträglich inokuliert habe, ins Feld geführt.

Für den Menschen liegen aber doch andere Erfahrungen vor, teils die durchaus nicht seltenen Fälle, in denen nach ganz minimalen sehr schnell verheilenden Erosionen trotz sorgsamster Beobachtung keinerlei suspekte primäre Erscheinungen auftraten und doch die Allgemeinsyphilis folgte, teils einzelne geradezu experimentellen Wert beanspruchende Beobachtungen, in denen ängstliche Patienten schon ganz wenige Stunden nach der Kohabitation auch die unbedeutensten Läsionen in der energischsten Weise desinfizierten und zerstörten — ohne den gewünschten Erfolg. Ich gebe hier die von Emery herstammende, von Lévy-Bing berichtete Krankengeschichte wieder:

Ein junger Mann bemerkt gleich nach einem Koitus mit einer Frau, die er zufällig kennen gelernt hat, daß er im Sulcus coronarius eine kleine Exkoriation hat. Voller Angst vor Syphilis stürzt er zum Apotheker, der ihm ein Päckchen pulverförmiges Sublimat verkauft. Unmittelbar nach seiner Rückkehr — das ganze hatte kaum zwei Stunden in Anspruch genommen — bestreut er die Hautabschürfung mit dem Pulver und schüttet dann einige Tropfen Wasser darüber. Er konnte dieses sehr schmerzhafte Verfahren nicht lange aushalten und mußte es aufgeben, wobei er fest-

stellte, daß die kleine Wunde durch einen oberflächlichen Schorf ersetzt
war. Dann konsultierte er Dr. Emery, der die leichte Verschorfung behandelte und die gewöhnliche Zeit hindurch beobachtete, um seinen Kranken
definitiv über die Folgen dieses so gefürchteten Koïtus wieder beruhigen
zu können. Der Schorf stieß sich rasch ab, ohne irgend wann eine objek-
tive Veränderung zu zeigen, ohne eine Drüsenschwellung herbeizuführen
und ohne die geringste Verhärtung fortbestehen zu lassen. Das Ganze
war übrigens gerade zu der Zeit erledigt, wo der Primäraffekt hätte auftreten müssen. Arzt und Patient gaben völlig beruhigt jede Besorgnis
auf, um so mehr, als der immer mit seiner Person beschäftigte und von
Natur sehr ängstliche Kranke nirgends an seinem Körper etwas beobachtete, was als Eingangspforte für die Infektion hätte gedeutet werden
können.

Während dreier Monate erfreute sich der Patient eines absoluten
Freibleibens von Haut und Schleimhaut. Nach Verlauf dieser Zeit erschienen plötzlich syphilitische Hautaffektionen, deren Natur seitdem in
unzweifelhafter Weise durch weitere Erscheinungen, wie Schleimhaut-
plaques usf. bestätigt wurde. Kurz, dieser Kranke hatte, durch eine sehr
energische und frühzeitige Quecksilberbehandlung — viel wirksamer als
eine Kalomelsalbe wirkt das lösliche Salz — den Primäraffekt verhindert,
aber nichtdestoweniger traten die Sekundärerscheinungen auf, immerhin
so verspätet, daß man drei Monate lang ein absolutes Freibleiben glauben
konnte.

Unter drei Versuchen, vor der Skarifikation und Inokulation durch Einfettung mit 10prozentiger Präzipitat-
salbe die Infektion zu verhüten, mißlang einer. Vielleicht sind
andere Salbenvehikel oder andere Medikamente in stärkerer
Konzentration geeignet. Wenn wir sonst Einfettungen des Penis
vor der Kohabitation empfehlen, denken wir freilich mehr an
die Verhütung von Einrißwunden, als an eine Desinfektion der
Wunde gegenüber den Parasiten.

Was den **Nachweis des Virus jenseits der Impfstelle,** speziell
im Blut und in den Organen betrifft, so geben schon die oben
abgedruckten Tabellen (Seite 46. 47) darüber Aufschluß, daß
jedenfalls längst vor dem Auftreten irgend welcher
Veränderungen an der Impfstelle, geschweige denn primärer Indurationserscheinungen sich abimpfbares Virus
im Gesamtorganismus nachweisen läßt. Bei all den Tieren mit
positiven Blut- und Organimpfungen wäre also eine Exzision,
die nach dem betreffenden Impftage vorgenommen wäre, natürlich resultatlos verlaufen; man müßte denn gerade die Annahme

machen, daß der Organismus mit dem sicherlich noch spärlichen Parasitenmaterial, welches um diese Zeit bereits zirkuliert, hätte fertig werden können und daß durch die Beseitigung des kutanen Herdes gerade diejenige Brutstätte, welche für schließliche unüberwindliche Allgemeindurchseuchung mit Parasiten verantwortlich zu machen sei, doch der Allgemeininfektion hätte vorgebeugt werden können.

Fände man in den allerersten Tagen und Wochen nach der Infektion oder selbst noch kurz vor der Ausbildung des Primäraffektes die Parasiten n ur im Blut, so wäre eine solche Annahme vielleicht plausibel. Der Nachweis der Parasiten aber in den Organen macht es mir unwahrscheinlich, daß eine solche Selbstreinigung des Organismus noch möglich sei, wenn überhaupt erst einmal eine Einwanderung in Blut und Organe stattgefunden hat.

Auf der nachfolgenden Tabelle sind diejenigen Tiere, bei denen gleichzeitig Blut, Milz und Knochenmark untersucht worden sind, zusammengestellt. Es ergibt sich daraus, ebenso übrigens auch aus dem Vergleich der Tabellen VI und VII, daß keinesfalls das Blut eher und häufiger in den ersten Tagen nach der Infektion Parasiten enthält als die Organe.

Tabelle XXI.

Vergleichsimpfungen mit Blut und inneren Organen am gleichen Untersuchungstage.

Impfung.

Tier Nr.	Dauer der Krankheit von der Impfung bis zur Untersuchung Tage	Milz	Knochenmark	Blut	Bemerkungen
1638 auf Orang 1721	15	+	+	+	
„ cyn. 1717	—	+	+	—	
1637	15	+	0	+	
1632	5	+	0	0	
Orang 1001	215	+	+	0	
799	135	+	+	+	
1215	115	—	+	0	
251	283	+	+	+	
1276	34	+	+	0	

Tier Nr.	Dauer der Krankheit von der Impfung bis zur Untersuchung Tage	Milz	Knochenmark	Blut	Bemerkungen
1273	23	+	+	+	
1219	68	0	0	0	
1272	23	0	+	+	
1271	18	+	+	0	
1270	18	+	+	+	
1268	14	+	0	+	
1267	14	0	0	0	
1634	11	0	0	0	
1631	5	0	0	0	
Orang 1553	60	0	+	0	} (am 23. Tage Blut positiv)
1278	34	+	+	+	
1625	58	0	0	0	
1624	70	0	0	0	
1607	70	0	0	0	} Drüse und Hoden +
1536	58	+	+	0	
1582	69	+	+	0	
1558	65	+	+	0	
295	206	0	0	0	
1170 (Hg)	115	0	0	0	
1455 (Hg)	140	0	0	0	
1201 (Hg)	206	0	0	0	
1457 (Hg)	126	0	0	0	
1303 (Hg)	142	0	0	0	
1641	27	0	0	0	
1642	21	0	0	0	
1649	21	0	0	0	
1636	11	0	0	0	

Der Nutzen der Exzisionstherapie wird aber durch die ebenerwähnten Feststellungen nicht berührt; denn es muß unter allen Umständen nützlich sein, gerade einen solch wichtigen Giftherd, wie der Primäraffekt ihn darstellt, zu beseitigen.

Als eine Errungenschaft der experimentellen Forschungsmethode hatten wir oben hingestellt die neu gegebene Möglichkeit, eventuell den Syphilisverlauf der Tiere zu ändern dadurch,

1. daß nicht normales, sondern in irgend welcher Weise modifiziertes Virus zur Impfung benützt wird,

2. daß man versucht, durch irgend welche Eingriffe beim Tier, sei es vor, sei es nach der Impfung den Tierkörper selbst zu modifizieren.

In diesen Versuchen sind enthalten **alle Probleme der Schutzimpfung** und der **Therapie.**

Schutzimpfung.

Bei der Immunisierung gegen Syphilis schweben uns folgende Ziele vor:

I. In erster Reihe Erzielung vollkommenen Schutzes derartig, daß der Geimpfte jeder Infektion vollkommen unzugänglich ist.

II. Eventuell eine Schutzimpfung derartig, daß zwar eine Erkrankung zustande kommt, aber eine solche, bei der

a) entweder nur lokalbleibende Erscheinungen an der Impfstelle auftreten,

b) oder zwar auch eine generalisierte Krankheit auftritt, bei der aber das Virus schnell und sicher, und ohne daß weitere Organschädigungen eintreten, im Körper vernichtet wird.

Die Wege, um diese Ziele zu erreichen, sind dieselben, wie bei allen übrigen Schutzimpfungsversuchen: aktive und passive Immunisierung.

A. Aktive Immunisierung.

Hierfür kommen folgende Versuche in Betracht:

1. Einimpfung von lebenden, im Körper wucherungsfähigen, aber in ihrer Virulenz abgeschwächten Parasiten, und

2. die Verwendung der toxischen, sei es von den Spirochäten abgesonderten, sei es in ihren Leibern enthaltenen Substanzen.

ad. 1. Was wissen wir über die Existenz einer abgeschwächten Virulenz bei der Syphilis?

Beim Menschen ist es bisher nicht gelungen, mit Sicherheit das Vorhandensein von Virulenzunterschieden nachzuweisen. Zwar bestehen klinische Differenzen in dem Gesamtbilde der Syphilis, aber wir dürfen sie nicht ohne weiteres als Folgen verschiedener Giftqualitäten auffassen, da eine Menge anderer Faktoren: individuelle Idiosynkrasie (bei maligner Syphilis), Rasseneigentümlichkeiten, verschiedenartige Lebens- und Ernährungsweise, Komplikationen mit anderen Krankheiten oder Konstitutionsanomalien, schließlich die ganz verschiedene Art der Behandlung in den einzelnen Ländern usw. sehr wohl zur Erklärung herangezogen werden können.

Auch ist nicht zu vergessen, daß sehr häufig zwar in den ersten Monaten und Jahren der Syphilisverlauf (Form und Häufigkeit der Rezidive) sich ganz verschieden gestalten kann und doch schließlich, was den Gesamtverlauf und die definitive Ausheilung betrifft, die Differenzen verschwinden. Umgekehrt folgen anscheinend ganz gleichen Anfangsstadien ganz verschiedene Endstadien der Krankheit.

Eine große Rolle hat in dieser Frage die Behauptung, daß seit Auftreten der Syphilis in Europa bei den Kulturnationen die Syphilis einen immer milder werdenden Verlauf angenommen habe, gespielt; und die dafür aufgestellte Erklärung lautete, daß es die Vererbung der erworbenen Immunität sei, durch welche von Generation zu Generation eine immer stärker werdende Resistenz gegen die Folgen der jeweiligen Syphilisinfektion und damit eben ein immer Milderwerden der Krankheit sich herausgebildet haben sollte.

Daß aber eine wirkliche Vererbung der wahren Immunität kaum in Betracht kommen dürfte, hat Ehrlich experimentell erwiesen, und auch die Annahme einer intrauterin erworbenen passiven Immunität (des Kindes durch von der Mutter stammende Schutzstoffe) ist durch keinerlei beglaubigte Tatsache erwiesen.

Wohl aber ist es denkbar, daß im erkrankten Organismus unter dem Einfluß von Gegengiften — und dazu gehören nicht nur etwaige vom Körper selbst produzierte Antikörper, sondern auch das Quecksilber — die Parasiten eine abgeschwächte Virulenz gewinnen und daß, wenn Parasiten mit so abgeschwächter Virulenz immer wieder die Ursache neuer Infektionen werden, letztere allmählich einen milderen Verlauf nehmen.

Was die experimentelle Bearbeitung der Frage betrifft, so kommen hier in Betracht:

a) die Verwendung eines durch Tierpassage abgeschwächten Impfmateriales.

Ich habe bereits darauf hingedeutet, daß sichere Anhaltspunkte für Virulenzdifferenzen bei Gift verschiedener Tierprove-

nienz noch nicht vorliegen. Aber es gibt Andeutungen, daß bei
niederen Affen eine Modifikation — freilich eine zur Schutzimpfung nicht ausreichende — sich einstellt. Ferner scheinen in
der Milz und im Knochenmark niederer Affen Parasiten
mit abgeschwächter Virulenz vorzukommen, wenn auch nicht
regelmäßig.

Auch die in Reihen fortgesetzte Impfung von Tier zu Tier
hat uns bisher keinen Anhaltspunkt dafür, daß eine Abschwächung sich herausbildet, gegeben; ich glaubte im Gegenteil sogar eine Verstärkung der Virulenz nachweisen zu können.

Sollten letztere Befunde sich als richtig herausstellen, so
würde das für sehr viele Immunisierungsfragen von großer
Bedeutung sein; denn je virulenter das Gift ist, mit dem wir
arbeiten, um so größer ist vielleicht die Aussicht, entsprechend
kräftige Antikörper zu erzielen.

So sind denn vor der Hand die Aussichten, durch Passage
ein abgeschwächtes zu Immunisierungszwecken geeignetes Gift
herzustellen, nicht sehr groß. Trotzdem scheint es, wenn
wir alle an niederen Affen gemachten Erfahrungen zusammennehmen, doch nicht unmöglich, mit Zuhilfenahme der Passage durch niedere Affen einen geeigneten Schutzstoff herzustellen.

Es kommen bei den niederen Affen, wie wir festgestellt
haben, folgende Tatsachen zusammen:

1. Sie bekommen anscheinend keine disseminierten Syphilisprozesse, wenn auch das Virus generalisiert wird.

2. Verhältnismäßig häufig finden sich negative Organbefunde,
sowohl bei Verimpfungen der Organe, als bei sero-diagnostischen Extraktreaktionen.

3. Extraktreaktionen, die anfangs positiv waren, werden verhältnismäßig rasch negativ, was auf ein Verschwinden des Antigens, d. h. der Syphilisstoffe, hindeutet.

4. Verhältnismäßig häufig sind Reinokulationen möglich.

Vielleicht also ist die Syphilis bei niederen Affen — die
verschiedenen Gattungen werden darauf einzeln besonders geprüft werden müssen — doch häufig eine lokal bleibende
oder sehr schnell heilende Erkrankung. Freilich ist damit noch nicht erwiesen, ob und in welchem Grade eine Abschwächung der Virulenz für den Menschen und die höheren

Affen, namentlich die Schimpansen, damit Hand in Hand geht;
aber jedenfalls ermutigen die bisherigen Erfahrungen zur Fortführung der Passageversuche, namentlich solcher, bei denen nicht
nur vom Primäraffekt abgeimpft wird, sondern bei denen auch
die inneren Organe zur Verimpfung benützt werden.

Viel positiver drückt sich Metschnikoff über die
Möglichkeit, auf dem Wege der Viruspassage durch
niedere Affen hindurch eine Abschwächung der Virulenz und ein zu Immunisierungszwecken geeignetes
Vaccin herzustellen, aus.

Schon in seinem zweiten Mémoire berichtet Metschnikoff,
daß bei einem Macacus sinicus eine sehr unbedeutende primäre
Läsion entstanden sei, die dann auf einen Schimpansen übertragen, wiederum keinerlei erkennbare spezifische örtliche Erscheinungen an der Impfstelle hervorgerufen habe; nur eine allgemeine Drüsenschwellung folgte noch nach. Nach 93 Tagen
wurde der Schimpanse mit menschlicher Syphilis geimpft, und
zwar ohne Erfolg. — Metschnikoff schließt daraus, daß der
Schimpanse durch die Sinicus-Impfung immunisiert worden sei.

Hierzu habe ich zu bemerken, daß nach meiner Überzeugung der Schimpanse durch die Sinicus-Impfung trotz des Aus-
bleibens eines erkennbaren Primäraffektes infiziert worden war
und daher, weil noch krank, der zweiten Menschensyphilis-
Impfung gegenüber refraktär sich verhielt. Daß die primäre Läsion bei der ersten Impfung so minimal, ja sogar unerkennbar
war, wird niemanden, der viele Syphiliskranke gesehen hat, überraschen. Nicht auf die primären Erscheinungen, sondern auf den
allgemeinen Verlauf der Syphilis kommt es an, und auch da
nicht auf die Symptome der Frühperiode, sondern der späteren
Krankheitszeiten.

Neuerdings, in Lissabon und Bern, hat Metschnikoff aber
die an Rhesusaffen erzielte Abschwächung in den Vor-
dergrund gestellt. Erstens hat er, wie andere auch, gefunden,
daß Rhesusaffen überhaupt viel häufiger auf Impfungen gar
nicht oder nur mit ganz unbedeutenden Primäraffekten reagieren.

Dann aber hat er an Rhesusaffen, die Finger - Landsteiner ihm zur Verfügung stellten, konstatiert, daß von Rhesusaffen der 8. und 9. Passage zwar ein Schimpanse (mit nachfol-

gender typischer primärer und sekundärer Syphilis) geimpft werden konnte, nicht aber ein weiterer Rhesus.

Metschnikoff schließt daraus: In der Rhesusreihe wurde das Gift so unwirksam, daß es schließlich versagte. Es bedurfte der Zwischenimpfung auf den Schimpansen, um die Virulenz zu erhalten, ja sogar zu verstärken.

Denn weitere Impfungen von diesem Schimpansen auf Rhesusaffen, und dann weitere von Rhesus auf Rhesus ergaben Impfprodukte mit starken entzündlichen Erscheinungen und verkürzten Inkubationszeiten (19, 16, 17, 19, 17, 14, 13, 8, 8, 7, 7).

Nun aber stellte sich weiter heraus, daß von diesen Rhesusaffen abgeimpfte Cynomolgi nur ganz unbedeutende Primäraffekte bekamen und zwei Schimpansen gar nicht reagierten. Also: das Virus war für die Rhesusaffen stärker virulent geworden, für die sonst so sehr empfindlichen Schimpansen ganz wirkungslos. Metschnikoff ist von der Richtigkeit und Allgemeingültigkeit dieser Versuche so überzeugt, daß er sagte: Wenn man eines Tages daran denken wird, mit abgeschwächtem Virus Schutzimpfungen beim Menschen vorzunehmen, wird man abpassen müssen den durch eine bestimmte Anzahl von Rhesuspassagen erreichten Abschwächungsgrad und zugleich die Notwendigkeit eingeschobener Schimpansenpassagen zu berücksichtigen haben.

Metschnikoff glaubt auch über eine am Menschen gemachte Erfahrung, welche die Giftabschwächung durch Tierpassage beweist, zu verfügen. Er berichtet darüber folgendes:

Vor einem Jahre bekam einer der mit den Affen beschäftigten Präparatoren an der Unterlippe eine kleine Ulzeration, die nach einigen Tagen, ohne weitere Erscheinungen hervorzurufen, verschwand. Einige Zeit hinterher (!) zeigte sich an derselben Stelle ein ganz ähnliches Geschwür, welches aber weder Metschnikoff noch Salmon als irgendwie syphilisverdächtig erkennen konnten und daher unbeachtet ließen. Um aber ganz sicher zu sein und den Patienten zu beruhigen, wurde ein Macacus cynomolgus geimpft, und dieses Tier bekam 35 Tage hinterher einen ganz typischen, klinisch wie durch Spirochätennachweis gesicherten Primäraffekt.

Fournier, der den Patienten untersuchte, riet trotz des

Tierversuchs, da jegliche Zeichen von Syphilis fehlten, von jeder Behandlung ab. Es sind inzwischen sechs Monate vergangen, ohne daß irgend ein Syphiliszeichen sich eingestellt hat.

Metschnikoff schließt daraus:

1. Daß es sich bei dem Patienten wegen des ganz absonderlichen klinischen Verlaufes um ein ganz mildes abgeschwächtes Gift handeln müsse, welches allerdings für alle übrigen niederen Affen der verschiedensten Art und für Schimpansen sich als vollvirulent erwies.

2. Daß dieses abgeschwächte Menschengift sogar imstande sei, niedere Tiere gegen unabgeschwächtes Menschengift zu immunisieren.

Es wurden vier niedere Tiere erst mit Erfolg mit dem abgeschwächten Menschenmaterial geimpft und nach zwei bis drei Monaten mit normalem Menschenvirus reinokuliert. Drei dieser Tiere reagierten nicht auf die Reinokulation, während das vierte (2$^1/_2$ Monate nach der ersten Impfung reinokuliert) reagierte. „Trotz dieser einen Beobachtung läßt das an den drei anderen Tieren erzielte Resultat keinen Zweifel über die immunisatorische Kraft des abgeschwächten Virus, welches von dem erwähnten Patienten stammte.“

Die Deutung, die Metschnikoff dem ganzen Versuche gibt, ist, daß der Patient sich zufällig von irgend einem Affen her mit Syphilisgift an der Lippe infizierte. Dieses (durch Passage) bereits abgeschwächte Gift konnte bei den gesunden Menschen nur eine ganz unbedeutende örtliche Affektion hervorrufen, während es sich für Affen im Gegenteil als sehr virulent erwies.

Ich kann es nicht unterlassen, hieran einige kritische Bemerkungen zu knüpfen:

1. An der Syphilis des betreffenden Präparators ist nicht zu zweifeln; denn mir scheinen die von Metschnikoff gemachten Abimpfungen absolut beweiskräftig und ich würde daher abweichend von Fournier, diesen Patienten ohne Bedenken einer gründlichen Behandlung unterworfen haben. Es scheint mir jedoch unerwiesen, daß die Infektion, wie Metschnikoff es deutet, an der Lippe stattgefunden hat, und daß die Lippenulzerationen Primäraffekte waren. Wie ist es zu erklären, daß zweimal hintereinander nach so kurzer Zeit ganz identische Läsionen, die schnell verheilten, entstanden

sind? Soll es sich in beiden Fällen um Primäraffekte ge-
handelt haben?

Mir scheint es bedeutend wahrscheinlicher, daß eben doch
eine aus früheren Jahren bestehende, vollkommen übersehene
Syphilis bestand, und daß die beiden Läsionen an der Unterlippe
jene aphthenähnlichen Erosionen waren, wie sie ja nicht selten
bei Syphilitikern vorkommen, und deren Zusammenhang mit
Syphilis bisher nicht mit Sicherheit angenommen wurde, Erosionen, bei denen es allerdings auffallend ist, daß von ihnen aus
mit solcher Präzision abgeimpft werden konnte.

Mit dieser Annahme fällt auch die Deutung, daß es sich um
ein abgeschwächtes Virus bei dem Patienten handelte; denn es
ist nun ganz erklärlich, daß weitere sekundäre Erscheinungen
dieser auch bereits als „sekundär“ aufzufassenden Affektion nicht
nachfolgten.

Aber selbst wenn eine der Lippenulzerationen als Primäraffekt aufzufassen wäre: sehen wir denn nicht immerfort die
allerunbedeutendsten und gänzlich undiagnostizierbaren Läsionen
den Ausgangspunkt typischer Syphilis bilden? Und ebensowenig
ist es etwas ganz Absonderliches, daß Drüsenschwellungen und
sekundäre Erscheinungen ausbleiben?

Ich will nicht leugnen, daß die Infektion bei dem Patienten
von irgend einer Affensyphilis herstammt, aber ich leugne vor
der Hand, daß die vorliegenden Umstände zu einem
solchen Schlusse zwingen, und ich leugne, daß der Beweis von einer so weitgehenden Abschwächung bereits
erbracht ist.

Schließlich spricht Metschnikoff wieder von einer „Immunisation“, welche er durch Impfung mit dem abgeschwächten Gift des Patienten in drei Fällen bei Makaken erreicht haben
will. Mit welchem Rechte? Alle diese Tiere haben typische
Primäraffekte gehabt und sind, wie wir wissen, daher krank;
und als kranke Tiere waren sie wie in den allermeisten Fällen,
refraktär gegen neue Impfungen. Daß das eine Tier re-
inokulabel war, ist nach unseren obigen Berichten über die
Möglichkeit, niedere Tiere zu reinokulieren, nicht so ab-
sonderlich.

Eine weitere Mitteilung über den Einfluß eines
durch Affenpassage abgeschwächten Virus ist folgende:

Metschnikoff benützte ein Gift, welches fünf Tierpassagen hinter sich hatte, zur Impfung

1. eines Schimpansen,
2. eines Macacus sinicus,
3. eines 79 Jahre alten Menschen, der sich dazu erboten hatte.

Die beiden Tiere bekamen typische primäre Syphilis; der Mensch, bei dem die Inokulation am Vorderarm nach Art der gewöhnlichen Schutzpockenimpfung gemacht wurde, bekam an zwei von drei Stellen kleine hervorragende Papeln, die langsam abheilten. Während eines ganzen Jahres war irgend eine allgemeine Erscheinung nicht zu beobachten.

In der Tat ist es richtig, daß diese beim Menschen beobachteten Erscheinungen ungleich geringer waren, als die bei den geimpften Tieren, und Metschnikoff schließt daraus, daß die Schimpansen gegenüber dem Makakengift empfindlicher sind, als die Menschen. Ob man aber aus diesem Versuch eine Abschwächung beweisen kann, will mir fraglich erscheinen, da nicht selten bei ganz alten Menschen, wenn sie frisch infiziert werden, die Syphilis in einer ganz milden Weise verläuft. Primäraffekte am Unterarm sehen auch anders aus, als die Sklerosen im Sulc. coronar. und am Präputium, wobei die senile Haut wohl auch eine Rolle spielen mag. Auch die Angabe, daß der geimpfte Mensch früher nie an Syphilis gelitten habe, kann wohl nicht mit genügender Sicherheit als Grundlage für so wichtige wissenschaftliche Schlüsse, wie Metschnikoff sie aus diesen Versuchen zieht, angesehen werden.

Um Mißverständnissen vorzubeugen, möchte ich ganz besonders betonen, daß ich gern die Möglichkeit zugebe, daß Metschnikoff mit seinen Deduktionen recht hat; aber ich kann nicht zugeben, daß jetzt schon seine Beobachtungen alles beweisen, was er aus seinen Versuchen über Abschwächung des Syphilisgiftes auf dem Wege der Tierpassage als gesichert hinstellt.

b) Die Verwendung eines durch chemische Mittel oder physikalische Einwirkungen abgeschwächten Virus.

Nach dieser Richtung hin liegen schon viele Einzelversuche vor, ohne daß bisher ein brauchbares Resultat zu erzielen war, zumal bisher eigentlich nur festgestellt wurde, ob irgend eine Einwirkung auf das Syphilisgift seine Lebensfähigkeit und Verimpfbarkeit beeinflußte; Versuche, die also zugleich als Konservierungsversuche aufzufassen sind. Ob aber eine Modifikation des Krankheitsverlaufs durch das etwa modifizierte Gift erzielt wurde, ist noch ganz unberücksichtig geblieben.

Bisher sind folgende Tatsachen festgestellt:

1. Das Virus wird abgetötet und zur Erzeugung von Syphilis unbrauchbar durch

Eintrocknen,

dreistündigen Aufenthalt in einer Temperatur von 10° C,

durch 20stündigen Aufenthalt im Eisschrank,

durch halbstündiges Erwärmen auf 48° C,

durch Erwärmen auf 51° C,

durch Bestrahlung mit der Uviollampe in 20 cm Entfernung, 20 Minuten lang (Wärmewirkung? Eintrocknung war sicher vermieden),

durch Einwirkung von Röntgenstrahlen während 10 Minuten; weiche Lampe, Distanz 10 cm,

durch Aufenthalt in Glycerin. pur. während längerer Zeit, 6 Tage,

durch Aufenthalt in einer Mischung von einem Teil Glyzerin in zehn Teilen physiologischer Kochsalzlösung; Virus und Glyzerinmischung in einer Glasröhre eingeschmolzen, 24 Stunden lang, bei 30° C,

durch dreistündigen Aufenthalt in physiologischer Kochsalzlösung,

durch Mischung mit dem Extrakt (physiologische Kochsalzlösung) der Organe eines hereditär-syphilitischen Kindes,

durch Mischung mit Blut eines Affen (mit Zusatz von einem Tropfen 5prozentiger Kal. citric.-Lösung auf 1 ccm Blut); 24 Stunden im Eisschrank.

2. Das Virus blieb wirksam

bei Mischung mit Glycerin pur.; Dauer der Einwirkung ½ Stunde,

bei Mischung mit einem Teil Glyzerin und zehn Teilen physiologischer Kochsalzlösung, Dauer der Einwirkung einige Stunden,

in aufgehobenen größeren Stücken Primäraffekt, Condylomata lata bis zu sechs Stunden,

in Organgemischen drei Stunden (letzteres Organgemisch war nicht verimpfbar nach fünf, sechs, acht und zehn Stunden; aber auch die Impfungen nach einer Stunde gingen nicht an), in Pferdeserum, Dauer der Einwirkung eine Stunde,

in Rinderserum, Dauer der Einwirkung eine Stunde,

in Kaninchenserum, Dauer der Einwirkung eine Stunde,

in Hammelserum, Einwirkung eine Stunde,

in Menschenserum, Einwirkung eine Stunde im Licht,

in Adrenalinlösung 1 : 10000, Dauer der Einwirkung zehn Minuten,

in schwacher Chininlösung, Dauer der Einwirkung eine Stunde,

in Erythrosinlösung 1 : 1000, Dauer der Einwirkung im Licht eine Stunde, im Dunkeln drei Stunden,

im Gewebssaft bei Luftabschluß (feuchte Kammer [Beer]), drei Wochen lang lebend.

Bei den bisher besprochenen auf aktive Immunisierung gerichteten Versuche werden lebens- und vermehrungsfähige Parasiten benützt. Es wird also jedenfalls eine Infektionskrankheit erzeugt, wenn man auch hofft und glaubt, daß diese Krankheit milder verlaufen und sicherer zur Heilung gelangen werde, als eine normale Syphilis.

Es sind daher diejenigen Immunisierungsmethoden vorzuziehen, bei denen entweder totes Parasitenmaterial oder nur die spezifischen Syphilisstoffe verwendet werden.

Hierfür kommt in Betracht:

1. Die subkutane oder intravenöse Zufuhr abgetöteten und lebenden Materiales. Lebendes Material kann man deshalb verwenden, weil bisher wenigstens nicht festgestellt werden konnte, daß es, subkutan oder intravenös eingeführt, lebend sich erhalte und auf diesem Wege eine wirkliche Infektion zu erzeugen imstande sei. Man muß vielmehr annehmen, daß der Körper selbst eine Verarbeitung des injizierten Parasitenmateriales vornehmen werde. — Die Hoffnung aber, auf diesem Wege eine Immunisierung zu erzielen, hat sich, wie oben bereits bei den subkutanen Versuchen mitgeteilt wurde, (Seite 00) bis jetzt nicht erfüllt.

2. Die Zufuhr von in vitro aus Syphilismaterial hergestellten Extrakten. Es wurden Primäraffekte, Condylomata lata, Organe hereditär-syphilitischer Kinder gut zerkleinert, im Verhältnis von 1 : 4 Flüssigkeit möglichst frisch und steril in folgender Lösung verrieben: Aqua destillata mit 0,85% Kochsalz und 0,5% Karbolsäure. Flüssigkeit und Brei werden dann

24 Stunden gründlich geschüttelt und die Flüssigkeit benützt. Solche Flüssigkeit enthält, wie man aus den oben geschilderten sero-diagnostischen Versuchen schließen darf, die spezifisch-toxischen Stoffe der Syphiliserreger, sogenannte Antigene.

Wir haben nun mehrfach versucht, wie die nachstehende kleine Tabelle ergibt, Tiere durch solche Extraktinjektionen hergestellt aus Affenorganen, zu immunisieren; bisher aber — bis auf einen Fall (Zufall?) ohne Erfolg. Die Primäraffekte bildeten sich trotz mehrfacher Injektionen **vor** der Impfung und sogar, obgleich auch während der ersten Inkubationszeit noch eine Anzahl von Extraktinjektionen gemacht wurden.

		Injektionen à 5 ccm		Primäraffekt nach
		vor Impfung	nach Impfung	Tagen
M. cyn.	Nr. 1667	4	4	39
„	„ 1671	4	2	21
„	„ 1672	5	4	26
„	„ 1673	6	4	31
„	„ 1676	4	6	25

Der positiv ausgefallene Versuch verlief folgendermaßen:

Cynocephal. babuin (Nr. 119 Breslau) erhielt vom 9. VI. bis 7. VIII. 8 Injektionen à 10 ccm Lues-Blutextrakt. — Blutuntersuchung am 18. VIII.: Antigen negativ, Antikörper positiv.

10. VIII. Inokulation mit P. A. Mensch. Vom 14. VIII. bis 8. X.: 5 Inj. à 10 ccm Lues-Blutextrakt und 1 Inj. von 10 ccm kongenitalem Lues-Organextrakt.

Blutuntersuchung am 21. VIII., 30. VIII., 5. IX und 8. IX. stets Antigen negativ, Antikörper positiv.

Bis heute (16. X.) ohne Erscheinungen.

Besonders interessant ist der hierzu angestellte Kontrollversuch:

Cynocephal. babuin (Nr. 121 Breslau). Vom 9. VI. bis 7. VIII. 9 Injektionen normalen Blutextrakts (je 10 ccm).

Blutuntersuchung am 10. VIII.: Antigen und Antikörper negativ.

10. VIII. Impfung mit P. A. Mensch. 14. VIII. und 21. VIII. Injektionen von je 10 ccm Normal-Blutextrakt.

Blutuntersuchung 21. VIII.: Antigen und Antikörper negativ; — am 5. IX. Antigen positiv, Antikörper negativ am 3. X.: Antigen negativ, Antikörper positiv.

Am 14. X.: Typischer Primäraffekt.

Nun besteht aber die Möglichkeit, daß die subkutane Zufuhr von irgend welchem Syphilismaterial zwar nicht die kutane Entwicklung des Primäraffektes an der Impfstelle, vielleicht aber die Generalisierung zu verhindern imstande sei, daß also gleichsam eine aktive Immunisierung des Gesamtorganismus gegen die vom Primäraffekt ausgehende Durchseuchung erreicht werden könne. Kraus hat von dieser Idee ausgehend eine **ätiologische Therapie** empfohlen, welche darin besteht, daß er möglichst bald nach der Infektion, sobald die Diagnose gesichert ist, mit der subkutanen Zufuhr von, wie wir ja wissen, an sich unschädlichen Syphilisgift beginnt. In der Tat will er dadurch bei einer großen Anzahl von Patienten erreicht haben, daß sekundäre Erscheinungen trotz einjähriger Beobachtung nicht eintraten, wobei die Patienten auf das sorgfältigste beobachtet wurden, so daß der Einwand, etwaige sekundäre Erscheinungen seien übersehen worden, hinfällig war.

Kraus' Beobachtungen sind wesentlich von Spitzer gestützt und weiter ausgebaut worden. Neuerdings hat Spitzer darüber folgendes mitgeteilt: Von 20 behandelten Luetikern haben elf in gewohnter Weise allgemeine Erscheinungen gezeigt, zwei Kranke boten nennenswerte Abweichungen, sieben sind bei einer längsten Beobachtungsdauer von 24 Monaten ohne Sekundärerscheinungen geblieben. Ebenso wie bei der ersten Versuchsreihe haben die Injektionen weder lokale, noch allgemeine Störungen hervorgerufen. Es wurden stets je zwei Kubikzentimeter Sklerosenaufschwemmung, in der Konzentration beginnend mit 1:200 bis 1:40 steigend, einverleibt. Auf Grund der Spirochätendiagnose war es möglich, den Beginn der Impfung zu einem sehr frühen Termine anzusetzen. Häufig wurden die Injektionen begonnen, wenn klinisch auch nur eine Erosion zu konstatieren war. — Gegenüber den Behandelten, von denen bei 35% keine Allgemeinerscheinungen auftraten, hat Spitzer zu gleicher Zeit 60 andere Kranke mit Primäraffekten in dauernder Beobachtung erhalten; in dieser Reihe aber haben alle sekundäre Erscheinungen geboten.

Kraus' Beobachtungen sind von anderer Seite, Brandweiner, Kreibich, nicht bestätigt worden, und auch ich selbst habe in einer Anzahl von Fällen, die unmittelbar nach Stellung der Diagnose: „Primäraffekt" subkutan durch möglichst reichliche Zufuhr von spezifischen Substanzen (Extrakten, Blut) behandelt wurden, sekundäre Erscheinungen in typischer Weise sich entwickeln sehen.

Aber abgesehen von diesen ungünstigen Resultaten, die allerdings strenger Kritik nicht standhalten, da die Behandlung vielleicht viel zu spät einsetzte, sprechen folgende Erwägungen gegen das von **Kraus** empfohlene Vorgehen.

1. Selbst wenn festgestellt würde, daß ganz regelmäßig wirklich sekundäre Erscheinungen in den allerersten Zeiten, ja Jahren nach der Infektion ausblieben, welche Garantie hätte man, daß solche Menschen wirklich frei von Syphilis sind, und daß sie nicht später tertiären Rückfällen ausgesetzt sind? Oder soll die bisherige Quecksilbertherapie neben der ätiologischen Therapie von Kraus einhergehen?

2. Spricht gegen Kraus, daß es kaum gelingen kann, die von ihm angestrebte Organimmunität zu erzeugen, ehe die Organinfektion eintritt, weil ja — wenigstens bei niederen Affen — die Generalisation schon in den allerersten Tagen post infektionem einsetzt, die subkutane Behandlung also, die bei Menschen meist viel später wird beginnen können (entweder nach der Entwicklung des Primäraffektes oder zum mindesten bei ganz gesichertem Spirochätennachweis in der primären Läsion), zu spät kommt.

3. Schließlich gibt es keinen Grund, anzunehmen, daß es gerade gelingen sollte, Organimmunität durch subkutane Giftzufuhr zu erzeugen, wo es, bisher wenigstens nicht sicher gelingt, Hautimmunität gegen Infektion zu erzielen oder die Entwicklung des Primäraffektes bei gleichzeitiger Infektion zu verhüten.

Auch folgende Versuche sprechen nicht dafür, daß Kraus' Vorschlag das gewünschte Ziel wird erreichen lassen:

Mehrfach haben wir zu gleicher Zeit oder nur mit einer

ein- bis zweitägigen Zwischenzeit mit der kutanen Inokulation die subkutane Zufuhr von lebendem Syphilismaterial verbunden. In fast allen Fällen hat sich der Primäraffekt in typischer Weise entwickelt, gänzlich unbeeinflußt
von dem subkutan eingeführten Giftmaterial. Ebenso verhielt
sich ein gleichzeitig kutan und intravenös vorgenommener Versuch.

Nr.	Zahl der subkut. Inj.	Prim. Affekt. nach ? Tagen	Bemerkungen
1558	2	18	Nach Auftreten des P. A. wurden noch zwei subkut. Injektionen gegeben. Am 65. Tage erfolgte Tötung und Organverimpfung. Letztere blieben negativ.
1559	2	18	
1225	3	48	Reinokulation am Tage nach der ersten Impfung negativ.
1227	3	31	
1228	2	23	
150	1	35	Reinokulation am 61. Tage negativ.
1582	7	66	Die Organe des getöteten Tieres werden auf sechs Tiere übertragen, ohne Erfolg (40tägige Beobachtungszeit).

Hin und wieder hat man den Eindruck einer erfolgreichen
Präventivbehandlung.

Versuch 230 Batavia. 12. Juli kutane Impfung mit prim. Drüse
Mensch, subkutan Milzbrei eines Cyn. 12. (121. Krankheitstag). — Die
kutane Impfung ohne Erfolg. — Ebenso eine Reinokulation 24. Juli mit
P. A. Mensch; keine Resultate. — Erst die wiederholte Reinokulation
am 25. Oktober ergibt nach 28 Tagen typischen Primäraffekt.

Aber wie wenig Verlaß ist auf einen solchen Versuch. Es kann bei
der kutanen ersten Impfung am 12. Juli ein zufälliger Mißerfolg vorliegen.
Es kann andererseits die erste Reinokulation entweder aus einem zu-
fälligem Grunde mißlungen sein oder, weil das Tier immunisiert war, ein
Zustand der zwischen dem 24. Juli und 28. Oktober wieder verschwunden ist.

Ebenso verhält es sich bei Cynom. 1583. Die kutane Impfung vom
15. Mai verlief resultatlos; aber es bedarf noch mehrfacher Prüfungen,
daß das auf drei subkutane Injektionen von Organ-Emulsionen am 17. Mai,
24. Mai und 1. Juni zurückzuführen ist.

Beim Versuch 1556 folgte der Impfung schon nach 18 Tagen der
Primäraffekt trotz zwei dazwischenliegender intravenöser Injektionen von
7 resp. 10 ccm defibrinierten Blutes. Aber die kutane Verimpfung des
erstbenützten Blutes verlief negativ und das zweitbenützte ist auf seine
Virulenz nicht geprüft. So schwebt der ganze Versuch in der Luft.

Natürlich kann man all diesen Versuchen **gegenüber den Einwand** erheben, daß lange nicht genügend **Material** auf subkutanem und intravenösem Wege eingeführt worden sei. Und in
der Tat sind diese Versuche zurzeit alle noch mit der größten
Vorsicht zu beurteilen und man darf trotz des negativen Ausfalles an der Möglichkeit, auf diesem Wege eine Immunisierung
zu erreichen, nicht verzweifeln, weil wir zurzeit mit gar zu unsicherem Material arbeiten. Bestenfalls können wir durch Spirochätennachweis oder durch kutane Verimpfung feststellen, ob
ein zur Schutzimpfung verwendetes Material überhaupt Virus
enthält oder nicht. Über die Quantität desselben wissen wir
aber so gut wie gar nichts, und doch spielt die Quantität bei
allen Immunisierungsversuchen, wie wir wissen, eine große Rolle.

Ferner ist immer in Betracht zu ziehen, daß das Auftreten
und die Entwicklung von Primäraffekten an den zum Zwecke
der Schutzimpfung behandelten Tieren noch nicht eo ipso einen
Mißerfolg des ganzen Verfahrens beweist, weil ja möglicherweise
erreicht worden ist, daß die Syphilis lokal geblieben ist, ohne
sich zu einer konstitutionellen Krankheit zu entwickeln.

Daß der **Gesamtverlauf** der Syphilis durch die bei der Impfung eindringende Parasitenquantität nicht beeinflußt wird,
scheint aus den ungemein zahlreichen und übereinstimmend von
allen Syphilidologen gedeuteten Erfahrungen, daß der Gesamtverlauf der Syphilis nach keiner Richtung hin in eine regelmäßige
Beziehung zu den wechselnden Erscheinungen der primären Formen zu bringen ist, erwiesen. Trotzdem werden gelegentlich Versuche mit wechselnder Virusquantität am Platze sein, als
Vorversuche für die Frage, ob sich vielleicht eine der Lyssabehandlung analoge Heilmethode bei der Syphilis finden lasse.

B. Passive Immunisierung.

Hierfür kommt in Betracht:

1. Die Vorbehandlung mit einem antikörperhaltigen
Serum.

2. Einführung antikörperhaltiger Organe, also wohl
in erster Reihe von Milz und Knochenmark.

Was die **Serumschutzimpfung** betrifft, so ist bereits durch
frühere Versuche von mir und anderen an Menschen wie an

Affen festgestellt, daß das gewöhnliche Serum von Syphilitikern, in welchem Stadium der Krankheit man auch das Serum gewinnt, selbst in enorm großen Dosen nicht ausreicht, um den Organismus gegen Syphilisinokulationen unempfänglich zu machen.

Dagegen kann man im Hinblick auf die Art und Weise, wie Schutzsera bei anderen Infektionskrankheiten hergestellt worden sind, daran denken, ein geeignetes Serum herzustellen:

a) Durch häufige, in geeigneten Zwischenräumen wiederholte Zufuhr entweder von lebendem Parasitenmaterial oder von spezifischen gelösten chemischen Substanzen (von toten Parasitenleibern, die erst im Tierkörper verarbeitet werden oder von chemischen Extrakten aus denselben); und zwar

b) entweder auf subkutanem oder intravenösem Wege,

c) und dann wiederum entweder ante oder post infektionem.

Es stehen uns also eine Menge von Kombinationen von a, b und c, die einzeln durchgeführt werden müssen, zur Verfügung.

Die Prüfung eines derart hergestellten Serums kann nun in folgender Weise erfolgen:

1. Durch den Nachweis von Antikörpern in demselben. — Ich habe bereits oben bei der Besprechung der serodiagnostischen Untersuchungen darauf hingewiesen, wie in der Tat nach der oben beschriebenen Methode sich der Nachweis von Antikörpern im Serum bei geeigneter Vorbehandlung der Tiere und auch bei Menschen im normalen Verlaufe der Krankheit erbringen läßt. Über die Quantität der vorhandenen Antikörper läßt sich freilich vor der Hand noch nicht viel aussagen; höchstens kann man schätzungsweise von einem stärkeren oder geringerem Gehalte sprechen. Auch über die Bedingungen des Auftretens und Verschwindens der Antikörper im Verlaufe der Krankheit und mit Bezug auf etwaige künstliche Eingriffe liegen bisher nur die ersten noch ganz unzureichenden Andeutungen vor.

2. Durch Untersuchung, ob dasselbe außerhalb des Tierkörpers in vitro irgendwie die Lebensfähigkeit der Spirochäten beeinflußt und sie gar früher oder später zum Absterben bringt, oder ob es ihre Virulenz beeinflußt.

3. Schließlich kommt in Betracht, ob man durch lokale Injektionen an und unter den Infektionsherd oder durch Injektionen in den Körper eine allgemeine Einwirkung des injizierten

Serums auf die Entwicklung und den Verlauf der Infektion konstatieren kann.

Nach all diesen Richtungen liegen bereits eine große Anzahl von Versuchen vor und in manchen sieht es so aus, als ob wirklich eine passive Immunisierung erreicht worden sei. Ich selbst aber habe nach unseren eigenen Versuchen sehr weitgehende Zweifel, daß schon jetzt irgend ein brauchbares Resultat erzielt ist.

Was die Beeinflussung der Spirochäten durch Serum anbetrifft, so haben Hoffmann und Prowazek festgestellt, daß das inaktivierte Serum eines Sekundär-Syphilitischen schon nach zwei Stunden die Bewegungen der Spirochäten sistierte, wobei eine Art Agglomeration einzutreten schien, während Serum gesunder Menschen die Beweglichkeit nicht beeinflußte und während Beer durch drei Wochen hindurch eine Beweglichkeit der Spirochäten konstatieren konnte. Doch drücken sich beide Autoren sehr vorsichtig aus und verwahren sich gegen eine zu weitgehende Verallgemeinerung aus diesem einen Versuch.

Ferner sind eine große Anzahl von Versuchen gemacht worden, virulentes Material mehr oder weniger lange der Einwirkung von Serum auszusetzen und dann durch Übertragung auf Tiere festzustellen, ob irgend eine Virulenzmodifikation eingetreten sei. Besonders hat Metschnikoff von einem wirksamen Serum berichtet, welches er von Makaken und Pavianen gewonnen hatte, welche nach Abheilung des Primäraffektes längere Zeit hindurch mit großen Dosen Syphilisblut (aus der Roseolaperiode von Patienten) subkutan injiziert worden waren. Dieses Serum genügte zwar nicht, um subkutan appliziert, Schimpansen gegen Infektion zu schützen; aber in vitro mit Syphilisvirus vermischt, hatte es einige Male abtötende Eigenschaften auf das Syphilisgift, so daß Inokulationen damit resultatlos blieben. Metschnikoff hat übrigens aus dem ausgetrockneten Serum der entsprechend vorbehandelten Affen ein Trockenpulver hergestellt; auch dieses schien wirksam zu sein, als es 45 Minuten nach der Inokulation auf die inokulierten Partien aufgepudert wurde.

Metschnikoff sagt aber selbst, daß seine Resultate noch nicht befriedigend seien und daß man viel wirksamere Sera sich verschaffen müsse.

Unsere Versuche, von denen ich einige anführen will, sind auch durchaus unbefriedigend verlaufen.

Eines unserer Tiere (Breslau.) bekam vom 24. Januar bis 30. Juli zwölf Injektionen teils subkutan, teils intravenös von anscheinend virulentem Syphilismaterial: zerkleinerte Papeln, Drüsen, Organbrei von infizierten Tieren, von hereditärer Syphilis usw.

Am 25. Juli wurde durch einen Aderlaß Serum gewonnen, welches anscheinend reichlich Antikörper enthielt; aber trotz einstündiger Einwirkung auf das Syphilisgift (3 ccm Immunserum + 1 ccm Normalserum) blieb letzteres wirksam und erzeugte an den geimpften Tieren typische Primäraffekte. (Versuch Breslau 154.)

Ganz ähnlich verlief ein Versuch (Breslau 17), in dem das betreffende Tier 18 Injektionen von Syphilisblut zwischen dem 25. Januar und dem 19. Juni erhielt; auch sein Serum, welches reichlich Antikörper enthielt, vermochte nicht Syphilisgift zu beeinflussen. (Versuch Breslau 155.)

Ebensowenig Erfolg hatten wir (Versuche Breslau 157, 158, 159), wenn wir mit antikörperhaltigem Serum (5 ccm) 15 Minuten vor der Inokulation subkutan die Augenbrauengegend infiltrierten; der Primäraffekt bildete sich hier ebenso typisch, wie bei Tieren, die in gleicher Weise mit normalem Serum oder auch gar nicht behandelt wurden.

Was die Präventivzufuhr von lebendem Material betrifft, so zeigen schon die oben ausführlich berichteten subkutanen Infektionsversuche, daß die einfache subkutane Zufuhr anscheinend nicht genügt, um die Immunisierung eines Tieres herbeizuführen.

Es ist auch denkbar, daß an sich für Syphilis nicht empfängliche Tiere (Pferde, Hunde usw.) (deren Normalserum, wie wir festgestellt haben, Syphilisgift nicht abzutöten vermag), auf diese Weise vorbehandelt, ein zu Immunisierungszwecken geeignetes Serum zu produzieren vermöchten.

Solche Versuche sind in Batavia im Gange. Aber bei Benützung von Rinder- usw. Serum fehlt die Möglichkeit, sich über die Anwesenheit von Antikörpern zu vergewissern.

Ein Rind erhielt vom 19. April bis 1. Juni sechs subkutane Injektionen von Milz-Knochenmark-Aufschwemmung und vom 11. Juni bis 26. Juni fünf Injektionen von Extrakt aus solchen Organen. Sein Serum übte aber Anfang Juli keinerlei Einfluß auf Syphilisgift in vitro aus.

Ebenso erging es Metschnikoff mit dem Serum einer Ziege, die mehrfach mit hereditärem Syphilismaterial vorbehandelt war. Das Serum konnte subkutan-lokal injiziert das Angehen der Impfung an dieser Stelle nicht verhüten.

Wie man sieht, sind alle Immunisierungsversuche für die praktische Verwendung noch vollkommen unzureichend und so werden wir wohl vor der Hand gut tun, nach wie vor bei unserem erprobten Heilmittel, dem Quecksilber zu bleiben.

Dabei möchte ich aber wieder daran erinnern, daß die bisherigen Versuche nicht ohne weiteres als ganz vergeblich zu bezeichnen sind. Bisher erzielte man entweder völlige Abtötung und Unwirksamkeit des Giftes, oder man glaubte, falls die Virulenz erhalten blieb, die Versuche als gänzlich resultatlos ansehen zu müssen, weil bei Verimpfung dieses Giftes noch typische Primäraffekte entstanden. Diese Tatsache aber, daß Primäraffekte entstehen, gibt noch keinen Anhaltspunkt dafür, ob das angewendete Virus abgeschwächt war oder nicht; denn es könnte sehr wohl trotz anscheinend typischen Auftretens des Primäraffektes ein mit Bezug auf die Generalisierung und den Gesamtverlauf atypischer Verlauf nachfolgen.

Auf etwaige Modifikationen der ersten Inkubationszeit möchte ich — auch das möchte ich ausdrücklich wiederholen — falls sie nicht ganz kraß sind und regelmäßig auftreten, kein Gewicht legen, da unsere sehr zahlreichen mit normalem Gift angestellten Versuche ergeben haben, daß schon normalerweise aus nicht stets auffindbaren Gründen die allergrößten Schwankungen sich einstellen. Anscheinend spielt die im jeweiligen Versuch eindringende Virusquantität die entscheidende Rolle. Stets wird man also im Auge behalten müssen:

a) Das Aussehen der Primäraffekte entscheidet nichts.

b) Auf die Differenzen der Inkubationszeiten ist nichts zu geben.

c) Sekundärerscheinungen sind selbst bei Schimpansen nicht konstant nachzuweisen gewesen; selbst beim Menschen ist ihre Abwesenheit kein sicherer Maßstab.

d) Nur der Verlauf der Generalisation kann zur Beurteilung herangezogen werden.

Aber natürlich lag es nahe, auf **experimentellem Wege den Versuch zu machen, die Wirkungsweise des Quecksilbers zu ergründen.**

1. Die kurative Wirkung konnte bei Affen ebenso festgestellt werden wie bei Menschen; Primäraffekte, die ungemein

lange bestanden hatten und keine Tendenz zur Heilung zeigten, h eilten rapide, nachdem die Tiere einige Quecksilberinjektionen b ekommen hatten.

2. Eine Präventivwirkung konnte bisher bei Affen eben- s owenig wie bei Menschen mit Sicherheit erwiesen werden; doch st eine solche auch nicht ausgeschlossen. Es wurden in einer Versuchsreihe 28 Tiere mit einem und demselben Material, allerdings einem, wie es scheint, nicht sehr virulentem schon ziem- lich alten Primäraffekt, geimpft. Bei 23 Tieren wurde sofort nach der Infektion mit der Quecksilberbehandlung (subkutane Sublimatinjektionen) begonnen; fünf Tiere dienten als Kontroll- tiere. Von den Kontrolltieren bekam nur ein einziges Tier (Orang- Utan 1042) einen Primäraffekt; von den mit Quecksilber be- handelten Tieren vier, während vierzehn negativ blieben. Die Zahl der negativ gebliebenen Impfversuche ist allerdings auffal- lend groß, aber doch nicht beweisend mit Rücksicht darauf, daß auch unter den fünf Kontrolltieren nur ein Versuch positiv aus- fiel. Die Versuche müssen also wiederholt werden.

3. Was die Beeinflussung der Generalisation anbe- trifft, so sind von 13 Tieren (Nr. 214, 220, 223, 355, 622, 1014, 1015, 1035, 1303, 1457, 1201, 1170, 1455), die mit Quecksilber behandelt worden waren, die Organe auf Verimpfbarkeit geprüft worden. **Nur bei zwei dieser Tiere gelang es, mit den Organen eine positive Impfung zu erzielen.** Bei 622 wurden die Organe auf einen Orang positiv verimpft, und bei 355 war die Hoden- impfung positiv. Aber selbst gegen dieses so auffallende Resul- tat möchte ich mir selbst den Einwand machen, daß die meisten dieser Versuche noch in die Zeiten fallen, in denen Organimp- fungen verhältnismäßig oft versagten. Also auch hier sind Wie- derholungen dringend notwendig und teilweise schon im Gange.

Entsprechende Versuche müssen natürlich mit Jod gemacht werden. Hier verfüge ich nur über einen einzigen Versuch, in welchem 60 ccm Jodipin injiziert wurden; auch bei diesem Tier war eine Generalisation nicht nachweisbar.

Ob eine Virulenzmodifikation durch Hg-Behandlung eintritt, muß auch erst noch durch weitere Versuche (Prim. Affektabimp- fung von Hg-behandelten Tieren) festgestellt werden.

Ferner sind die verschiedenen Behandlungsmethoden, na- mentlich die chronisch-intermittierenden, auf ihren Wert zu prüfen, soweit solche Versuche bei der Empfindlichkeit der Affen gegen Hg überhaupt durchführbar sein werden.

Ich bin hiermit am Ende meiner Mitteilungen angelangt. Daß schon ein großes Stück Arbeit auf dem Gebiete der experimentellen Syphilisforschung geleistet worden ist, wird niemand leugnen können. Aber noch unendlich viel größer, wie wir selbst am besten wissen, sind die Lücken, die noch auszufüllen sind. Um so dankbarer müssen daher diejenigen, die an dem Fortgang dieser Untersuchungen interessiert sind — und das ist eigentlich die ganze Menschheit — dafür sein, daß durch das verständnisvolle Eintreten der Reichsregierung und die hochherzige Stiftung des Herrn Dr. Eduard Simon (Berlin) uns deutschen Arbeitern die Fortführung unserer Studien ermöglicht worden ist. Hoffen wir, daß diese großen Opfer nicht umsonst gebracht werden!

Literatur.

Bandi und Simonelli, Das Vorhandensein der Spirochaeta pallida im
Blute und in den sekundären Erscheinungen der Syphiliskranken.
(Centralbl. f. Bakteriol. usw. Orig. 40. Bd. [64]. (Spiroch. im Blut einer
Effloreszenz, nicht wenn es gesunder Haut entnommen war.)

Beer, Über Beobachtungen an der lebenden Spirochaeta pallida. D. m.
W. 1906. Nr. 30.

Bellezza, L., Chancres successifs. (La Tribuna medica 1905, Juli), ref.
Annales de Dermatol. 1905. [726].

Bertarelli, E., Sulla transmissione della sifilide al coniglio. Rivista
d'Igiene e Sanita publica. 1906. XVII.

Blaschko, A., Weitere Beiträge zur Kenntnis der Spirochaeta pallida.
Med. Klinik. 1906. [915]. (Wert des Spirochätenbefundes und der experimentellen Impfung für die Diagnose der Syphilis.)

— Spiroch. pallida. Eine vorläufige Entgegnung. Berlin. kl. Woch.
1906. Nr. 38.

— Weitere Beiträge zur Kenntnis der Spirochaeta pallida. Med. Klinik.
1906. Nr. 35.

Bosc (Montpellier), Versuch einer antisyphilitischen Serumbehandlung.
(La Syphilis. 3. Bd., Heft 6, Juni 1905), ref. Monatshefte f. pr. Dermatol. 41 Bd. [104]. (Serum von mit Syphilis geimpften Hammeln.)

— Gommes syphilitiques et tréponèmes. La Syphilis 1906. [305]. (Gumma
ist keine spez. Neubildung, sondern eine spezif. Degenerationsform.

Brandweiner, Wien. klin. Woch. 1906. Nr. 8.

Bruck, Carl, Zur spezifischen Diagnose von Infektionskrankheiten.
Deutsche med. Woch. 1906. Nr. 24.

— Über Fortschritte in der spezifischen Diagnose von Infektionskrankheiten. — Vortrag gehalt. in der Med. Sekt. d. Ges. f. vaterl. Kult.
u. Wissensch. in Breslau. Allg. med. Central-Zeitung. 1906. Nr. 33 u. ff.

Brüning, Demonstration von mit Syphilis infizierten Affen. B. klin. W.
1906. [493]. (Region. Rezidiv — negative Blutimpfung.)

Buschke u. Fischer, Weitere Beobachtungen über Spirochaeta pallida.
Berl. klin. W. 1906. Nr. 13.

— Zur Infektiosität der malignen und tertiären Syphilis. Med. Klinik.
1906, Sept.

Coutanine, Kritische Studie über syphilitische Reinfektion. (Thèse de
    Genéve. 1904. Nr. 44), ref. Mon. f. pr. Dermat. 42. Bd. [53].

Danziger, Zur Frühdiagnose des syphilitischen Primäraffekts.   Berlin.
    klin. Woch. 1906.   Nr. 42.

Detze, Über den Nachweis von spezifischen Syphilisantisubstanzen und
    deren Antigenen bei Luetikern.   W. klin. W. 1906. [619].

Detre-Deutsch, L., Superinfektion und Primäraffekt (Wiener klin.
    Wochenschr. 1904. Nr. 27.) Monatsh. f. pr. Dermatol. Bd. 40, p. 106.
    (Hinweis, daß weder das Fehlen noch Abweichungen vom Typus der
    bei Superinfektion auftretenden Symptome den Schluß gestatten, daß
    etwa die Superinfektion nicht zustande gekommen sei.)

Dohi u. Tanaka, Pallida in der Cerebrospinalflüssigkeit. (Japan,
    Zeitschr. f. Dermat. u. Urologie. 5 Bd. Dermatol. Centralbl. 1906. [224].

Ehrmann, Demonstr. eines Macac. Rhesus mit serpigin. Rezidiv und
    typischer linksseitiger Iritis.   Archiv für Dermatol. 81. Bd., p. 407.

Finger, Die neuere ätiologische und experimentelle Syphilisforschung.
    W. klin. Presse. 1906. Nr. 18.

Finger und Landsteiner, Untersuchungen über Syphilis an Affen. Erste
    Mitt. Sitzungsberichte der kaiserl. Akademie der Wissenschaften in
    Wien. Mathem.-naturw. Klasse. Bd. 114. Abt. III. 1905. — Archiv.
    Band 78.

— Zweite Mitt. ibidem.   Bd. 115. III. 1906.   Archiv.   Bd. 81.

Galasescu et Jonitescu, Influence du traitement mercuriel sur la
    Spirochaeta pallida de Schaudinn. (Spitalut 1905, p. 659), ref. Annales
    des maladies vénériennes. I. Jahrg. 1906. [117].

Gaucher, Encore la pommade au calomel. Annal. malad. vénér. 1906. p. 218.

Goldschmidt, J., Die Errichtung eines internationalen subtropischen
    Instituts für menschliche Infektionskrankheiten. D. m. W. 1906. [352].

Greeff und Clausen, Spirochaeta pallida bei experimentell erzeugter
    interstitieller Hornhautentzündung.   D. m. W. 1906.   Nr. 36.

Grünbaum und Smedley, Note on the transmissobility of syphilis to
    apes. Brit. Journ. 1906, S. 607.   März.   Centralbl. f. allg. Pathol.
    Bd. 17. [394]. (Pallida-Nachweis bei Schimpansen.)

Haensell, Paul, Vorläufige Mitteilung über Versuche von Impfsyphilis
    der Iris und Cornea des Kaninchenauges.   Graefes Archiv für Ophth.
    Bd. 27.

Hallopeau, Proliférations locales in situ et à distance de l'agent in-
    fectieux de la syphilis pendant toute la durée de son évolution.
    La Syphilis. 1905. [931].

Hallopeau u. Deroye, Ein abnorm großes Syphilid in der Nähe des pri-
    mären Schankers. (Journ. des Maladies cutanées et syphilitiques. 1905.
    Heft 6), ref. Monatshefte f. pr. Dermatol. 41. Bd. [319]. (Die vom Schanker
    ausgehenden infektiösen Keime sollen um so mehr ihre Kraft ver-
    lieren, je weiter sie sich vom Ort ihrer Entstehung entfernen.)

Heller u. Rabinowitsch, Einige Mitteilungen über die praktisch dia-
    gnostische Verwertbarkeit der Untersuchung auf Spirochaeta pallida.
    Med. Klinik 1906. [735].

Hoffmann, Erich, Experimentelle Untersuchungen über die Infektiosität des syphilitischen Blutes. D. m. W. 1906. Nr. 13.

— Mitteilungen und Demonstrationen über experimentelle Syphilis, Spiroch. pall. und andere Spirochätenarten. Centr. f. Bact. 38. Bd. Refer. Beiheft, p. 108.

— Mitteilungen und Demonstrationen über experimentelle Syphilis, Spirochaeta pallida und andere Spirochätenarten. Dermatol. Zeitschrift. Bd. 13.

Jadassohn, Zur allgemeinen Pathologie und Statistik der tertiären Syphilis. Verhandlungen der Deutschen Dermatolog. Gesellschaft. V. Kongreß.

Klotz, Multipler Schanker und Pathogenese der Syphilis. Thèse Paris 1904. 349. (Ref. Monatsh. f. pr. Derm. 42, p. 54.)

Kraus, R., Zur Ätiologie, Pathologie und experimentellen Therapie der Syphilis. W. klin. W. 1905.

— Bemerkungen zu dem Aufsatze des Herrn Dr. A. Brandweiner: „Versuche über aktive Immunisierung bei Lues." W. klin. W. 1905.

— Studien über Immunität und ätiologische Therapie der Syphilis. (Erste Mitteilung.) Sitzungsberichte der kaiserl. Akademie der Wissenschaften in Wien. Mathem.-naturw. Klasse. Bd. 114. Abt. III. 1905.

Kraus u. Volk, Weitere Studien über Immunität bei Syphilis und bei der Vaccination gegen Variola. W. klin. W. 1906. Nr. 21.

Kreibich, Zur ätiolog. Therapie der Syphilis (Kraus-Spitzer). Wien. klin. W. 1906. Nr. 8. Gegen Kraus.

Larrier et Bergeron, Présence de la Spirochaete pallida dans le sang de syphilitiques. (Presse Médicale. 1906. 10. Januar. Ref. La Syphilis 1096.[118].

Lassar, Berlin. klin. Woch. 1903. p. 1189. — Ibidem. 1904. p. 801.

Levaditi, Bemerk. zu dem Aufsatz „Die Silberspirochäte" usw. Berl. klin. Woch. 1906. Nr. 42.

Lévy-Bing, La pommade au calomel peut-elle prévenir l'inoculation de la syphilis? Annales des maladies vénériennes I. Jahrg. 1906. [115].

— Action du mercure sur les Spirochaetes en général et sur la pallida en particulier. (Bulletin médical. 1905. Nr. 54.) Ref. Annales des maladies vénériennes I. Jahrg. 1906. [115]. (Einfluß der Allgemeinbehandlung auf die Spirochätenzahl in syphilitischen Prozessen.)

Luca und Casagrandi, Versuche einer antiluetischen Prophylaxe und Therapie mit mikrobienfreien Filtraten von Syphiliden und mit Hundeserum, das mit solchen Filtraten vorbehandelt worden. (Giornale italiano delle mallattie veneree e della pelle. 1905. Heft 6.) Referiert Mon. f. pr. Dermat. 42. Bd. [275].

Maisonneuve, Paul, Expérimentation sur la prophylaxie de la syphilis. Paris 1906. G. Steinheil.

Malherbe, Über einen Versuch mit Serumbehandlung bei Syphilis. (La Syphilis. 3. Bd. Heft 6, Juni 1905.) Ref. Monatshefte f. pr. Dermatol. 41. Bd. [104].

Metschnikoff, La syphilis expérimentale. Rapport offic. Congrès Lissabon 1906.

— Über Syphilisprophylaxe. Med. Klinik. 1906. [371].

Metschnikoff, Sur la préservation de la syphilis. Société française de prophylaxie etc. 1906. [30].

Metschnikoff et Roux, Etudes expérimentales sur la Syphilis, Premier mémoire. Annales de l'Institut Pasteur. 1903. XVII, 809.

— II. mémoire, ibid. 1904. Nr. 1.

— III. mém., ibid. 1904, Nov.

— IV. mém., ibid. 1905. Nov.

Nagelschmidt, Fr., Über Immunität bei Syphilis nebst Bemerkungen über Diagnostik und Serotherapie der Syphilis. Berlin 1904. (A. Hirschwald.)

Neisser, A. (1), Meine Versuche zur Übertragung der Syphilis auf Affen. D. m. W. 1904. Nr. 38 u. 39.

— (2) und G. Baermann, II. Mitteil. Ibidem. 1905. Nr. 19.

— (3) u. Baermann u. Halberstädter, III. Mitteil. Ibid. 1906. Nr. 1—3.

— (4) und Siebert und Schucht, IV. Mitteil. Ibidem. 1906. Nr. 13.

— (5), Was wissen wir von einer Serumtherapie bei Syphilis und was haben wir von ihr zu erhoffen? Festschrift für F. J. Pick. Bd. II. Archiv f. Dermatol. Bd. 44.

— (6), Allgem. Pathol. der Syphilis. Ziemssens Pathol. u. Therap. XIV. 1. pag. 681. (La Syphilis bactérienne, traduit et annoté par P. Diday et A. Doyon. Annal. de Dermatol. 1884. p. 607.)

Noeggerath und Staehaelin, Sp. pallida im Blut Syphilitischer. Münch. med. Woch. 1905. Nr. 31. (Drei positive Fälle.)

Papagaey, Über Multiplizität des syphilitischen Schankers. Statistik des Hospital Ricord (früher Midi). (Thèse de Paris. 1904. Nr. 402.) Refer. Monatsh. f. pr. Dermat. 42. Bd. [54].

Queyrat, Onze chancres syphilitiques apparus successivement dans le laps d'un mois. Date de l'immunisation contre la syphilis. (Bulletin de la Société médicale des hôpitaux de Paris. 1904. [905].) Ref. Annales de Dermatol. etc. 1905. [726].

— Auto-inoculation de chanrce syphilitique. Annales de Dermatol. 1906. [147]. (Diskussion.)

— et Feuille, Recherche du Spirochète de Schaudinn dans plusieurs cas de paralysie générale Soc. hôpit. 30. März 1906. La Syphilis. 1906. [534]. (In drei Fällen kein Spirochätenbefund in den Meningen und Gehirnwindungen.)

Richards and Hunt, A note on the occurrence of a spirillum in the blood of patients suffering from secondary syphilis. (Lancet. 1905. Vol. II. p. 963.) Ref. Centrlbl. f. Bakt. usw. Ref. Bd. 38. [133]. (Sp. in Blut aus Effloreszenzen.)

Risso e Cipollina, I nostri resu tati nella sieroterapia della sifilide. (Rif. med. 1904 Nr. 48.) Ref. Centrlbl. f. Bact. etc. Ref. Bd. 37. [293]. (Serum von mit Syphilis vorbehandelten Hunden.)

Sabaréanu, Chancres syphilitiques successifs. (Thèse de Paris 1905.) Ref. Centralblatt für die Grenzgebiete der Medizin und Chirurgie. 1906. 9. Bd. [127].

Saling, Theodor, Zur Kritik der Spirochaete pallida Schaud. Centrlbl. f. Bakt. usw. I. Abt. Orig.-Bd. 41, Heft 7, 8 u. Bd. 42, Heft 1, 2.

Salomon, Paul, Influence du temps sur la resistance du virus syphilitique.
(Compt. rend. de la soc. de biol. 1904. Nr. 29.) Centrlbl. f. Bacteriol.
usw. Refer. 37. Bd. [396]. (Virus nach sechs Stunden wirkungslos.)

Scherber, Durch Syphilisimpfung erzeugte Keratitis parenchymatosa bei
Kaninchen. W. klin. W. 1906. Nr. 24.

Schulze, Walter, Impfungen mit Luesmaterial an Kaninchenaugen.
Klin. Monatsbl. f. Augenheilkunde. 1905.

— Die Silberspirochäte. Berl. klin. Wochenschr. 1906 Nr. 37.

— Das Verhalten des Cytorrhyctes luis (Siegel) in der mit Syphilis geimpften Kanincheniris. Beitr. zur pathol. Anatomie und zur allgem.
Pathologie. 39. Bd. 1906.

Siegel, John, Anhang zu den Abhandlungen der Kgl. preuß. Akademie
der Wissenschaften. 1905.

— Medizinische Klinik. 1905.

— Münchener med. Wochenschr. 1905.

— Vorführung eines sekundär-syphilitischen Makaken. Sitzungsbericht
der Gesellschaft naturforschender Freunde. 1906. Nr. 1.

Simonelli u. Bandi, Experim. Unters. über Syph. Arch. für Dermat,
79, p. 209. (Gelungene Impfung an einem Semnopithecus.)

Spitzer, L., Zur ätiologischen Therapie der Syphilis. W. klin. W. 1905.

— Weitere Beiträge zur ätiologischen Therapie der Syphilis. Wien. klin.
W. 1906. Nr. 38.

Stern, Beiträge zur Therapie der Syphilis (Exzision der Primäraffekte).
(Inaug.-Dissertation. [Bern 1905.] Deutsche Mediz. Zeitung 1905.
Nr. 33—35.) Ref. Monatshefte f. pr. Derm. 1906. 42. Bd. [130].

Taylor, Entwicklung der syphilitischen Initialläsion oder einander folgender syphilitischer Schanker. (Journ. of cut. dis. incl. Syphilis.
Bd. 23, Heft 11.) Ref. Monatsh. f. pr. Dermatol. 43. Bd. [21].

Texier and Malherbe, Syphilis bucco-pharyngée, chancres multiples et
successifs. (Journ. des maladies cutan. et syphilis. 1905, Juli.) Ref.
Dermatol. Centrlbl. 1906. [186].

Thibierge, Ravaut et Burnet, Spirochaete de Schaudinn et syphilis
expérimentale. La Syphilis. 1906. [305]. (Impfg. in Serien von Tier
zu Tier und schließlich Spirochätennachweis.)

Vorberg, Gaston, Über Syphilisprophylaxe. Med. Klinik. 1906. [735]. (Be-
richt über Metschnikoffs Menschenversuch.)

Wassermann, A. und Bruck, C., Ist die Komplementbindung beim
Entstehen spezifischer Niederschläge eine mit der Präzipitierung zu-
sammenhängende Erscheinung oder Ambozeptorenwirkung? Med.
Klinik. 1905. Nr. 55.

— Experimentelle Studien über die Wirkung von Tuberkelbazillen-Prä-
paraten auf den tuberkulös erkrankten Organismus. Deutsch. med.
Woch. 1906. Nr. 12.

Wassermann, A. Neisser u. Bruck, Eine sero-diagnostische Reaktion
bei Syphilis. D. m. W. 1906. [745].

Wechselmann, Experimenteller Beitrag zur Kritik der Siegelschen
Syphilisübertragungsversuche auf Tiere. D. m. W. 1906. [219].

Willson, Syphilis with late or absent secondary eruption (New York und Phar. med. Journ. 81. Nr. 999.) Ref. Archiv f. Dermat. u. Syphilis. 78. Bd. [150].

Zabolotny, D., Über Spirochäten bei Syphilis (cf. Wratsch. 1905. Nr. 23). Ref. Centrlbl. f. Bakt. usw. Ref. 38. Bd. [13]. (Blutbefund sehr selten, sechsmal in Roseolaflecken, einmal in der Fingerbeere, fünfmal bei Pavianen im P. A.

— Sur la syphilis expérimentale des babouins. Archives des Sciences Biologiques. XI. Nr. 1—2.